·全国名中医贾英杰治癌学术思想传承丛书·

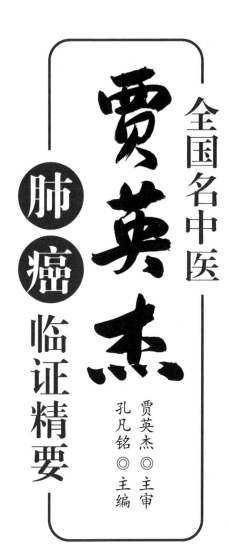

全国名中医

贾英杰

肺癌 临证精要

贾英杰◎主审

孔凡铭◎主编

全国百佳图书出版单位

中国中医药出版社

·北京·

图书在版编目（CIP）数据

全国名中医贾英杰肺癌临证精要／孔凡铭主编.
北京：中国中医药出版社，2024. 11. —（全国名中医
贾英杰治癌学术思想传承丛书）
ISBN 978-7-5132-8923-8

Ⅰ. R273. 42

中国国家版本馆 CIP 数据核字第 2024194ZA5 号

中国中医药出版社出版

北京经济技术开发区科创十三街 31 号院二区 8 号楼
邮政编码　100176
传真　010-64405721
北京盛通印刷股份有限公司印刷
各地新华书店经销

开本 880×1230　1/32　印张 6. 75　彩插 0. 5　字数 183 千字
2024 年 11 月第 1 版　2024 年 11 月第 1 次印刷
书号　ISBN 978-7-5132-8923-8

定价　49. 00 元
网址　www. cptcm. com

服 务 热 线　010-64405510
购 书 热 线　010-89535836
维 权 打 假　010-64405753

微信服务号　zgzyycbs
微商城网址　**https：//kdt. im/LIdUGr**
官 方 微 博　**http：//e. weibo. com/cptcm**
天猫旗舰店网址　**https://zgzyycbs. tmall. com**

将古之"浊"与今之"肿瘤是一种代谢性疾病""代谢综合征中医浊病学说"相参，又观临证肿瘤患者常见舌黯苔腻等"气涩血浊"之象，创新性提出"癌浊"的病机概念，形成了"黜浊培本"中医肿瘤辨治理论，并倡导"始终扶正，时时祛邪，以平为期"的治癌理念。

在中医肿瘤学科发展早期，贾英杰教授即提出多途径、多手段、多方法的"立体治疗"恶性肿瘤的医疗模式，与近年西医倡导的MDT（多学科综合诊疗模式）不谋而合，主张从西医治疗的"短板""盲点"，找准中西医结合治疗肿瘤"切入点"，充分发挥中医药的特色和优势。坚守中医思维，提出治疗恶性肿瘤需明辨整体与局部、辨证与辨病、扶正与祛邪、治标与治本和根治与姑息这"五大关系"。根据恶性肿瘤演变过程，结合现代治疗手段，提出以时间变化为横，证症相参，病证结合，疗效反馈，将"动态辨治"观应用于肿瘤治疗的各个阶段。

贾英杰教授精研本草，医理施之于药，熟识药性，在原有药物分类的基础上，结合肿瘤特征划分为具有"黜浊"与"培本"功效的两类。其中，尤善运用大黄和黄芪，出奇制胜，效如桴鼓。然因其常愧于个人力量之渺小，故将中医药与现代制药技术相结合，研制了消岩颗粒、夏黄颗粒、软坚止痛膏、癌热宁栓等院内制剂，有效解决了临床实际问题，造福了广大临床患者。

贾英杰教授重视科研工作，带领团队成立天津市中医肿瘤研究所并出任所长。肺癌为其重点研究病种之一，研究成果多次荣获天津市科技进步奖及中华中医药学会科技进步奖，获专利3项，主编《中西医结合肿瘤学》《肿瘤诊治心得》《肿瘤中西医结合诊疗》《肿瘤临床技能手册》等专著8部，发表学术论文300余篇，SCI收录论文40余篇，培养博士、硕士研究生百余人。

孔凡铭教授简介

孔凡铭，男，肿瘤学博士，主任医师，博士研究生导师，天津中医药大学第一附属医院肿瘤科主任，天津市中医肿瘤研究所常务副所长。师从中国工程院院士郝希山教授、全国名中医贾英杰教授。国家中医药管理局第七批全国老中医药专家贾英杰教授学术经验继承人，为天津市首批青年科技人才培养项目人选，天津市首批西学中高级人才研修项目人选，天津市首批卫生计生行业高层次人才选拔培养工程 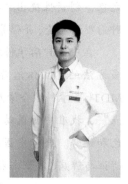 人才计划（青年医学新锐）、天津市"131创新型人才培养工程"人选。主持完成国家自然科学基金1项，参与国家级、省部级课题多项；以第一／通讯作者发表中、英文论文60余篇（其中SCI收录40余篇、中文核心期刊20余篇）；获国家专利2项；参编著作2部。

兼任天津市抗癌协会第六届理事会理事，中国抗癌协会中西整合前列腺癌专委会常务委员，中国抗癌协会中西整合肺癌专委会常务委员，天津市抗癌协会肿瘤免疫治疗专委会副主任委员，北京慢性病防治与健康教育研究会中医肿瘤免疫代谢专业委员会副主任委员，世界中医药学会联合会肿瘤专业委员会第四届理事会理事等职务。

贾英杰教授简介

贾英杰（1960—），中共党员，男，天津人，祖籍河北省霸州市。医学博士，博士研究生导师，第二届全国名中医，国务院特殊津贴专家，第六、七批全国老中医药专家学术经验继承工作指导老师，天津中医药大学第一附属医院首席专家、肿瘤科学术带头人。

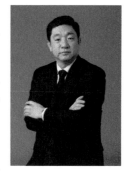

贾英杰教授是当代著名中医肿瘤学家，为中国抗癌协会肿瘤传统医学专业委员会原主任委员、中国抗癌协会中西整合前列腺癌专业委员会主任委员、世界中医药学会联合会肿瘤专业委员会副会长、世界中医药学会联合会肿瘤经方治疗研究专委会副会长、中国中医肿瘤联盟副主席、华北中医肿瘤联盟主席、天津市中医肿瘤研究所所长、天津市抗癌协会副理事长、天津市抗癌协会肿瘤传统医学专业委员会原主委、天津中医药学会肿瘤专业委员会主委等。带领肿瘤学科踔厉风发、笃行不怠，现已发展成为国家临床重点专科，国家中医药管理局重点专科，国家中医药管理局区域中医（专科）诊疗中心。

贾英杰教授躬耕杏林四十余载，推崇并践行三种精神，即"奉献精神、主人翁精神、自主学习精神"，将"选择了学医就是选择了奉献"作为座右铭，常感念患者不易而言"病家所苦谓之病"，切脉观舌无不详诊细察，望神问证总是用心揣度，故能屡起沉疴而多获效验。患者口碑传立，遂名誉津门。医路风霜漫漫，活人万千，堪称当今济世慈航；仁心仁术，沾溉泽远，实为后辈治学楷模。

贾英杰教授师仲景而宗百家，精勤临证，执古审今，尊贤补弊，

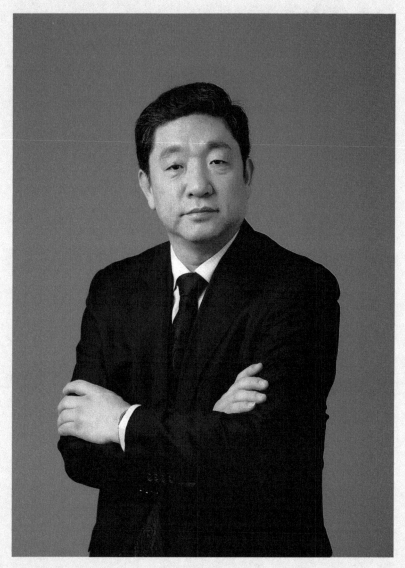
▲ 贾英杰教授

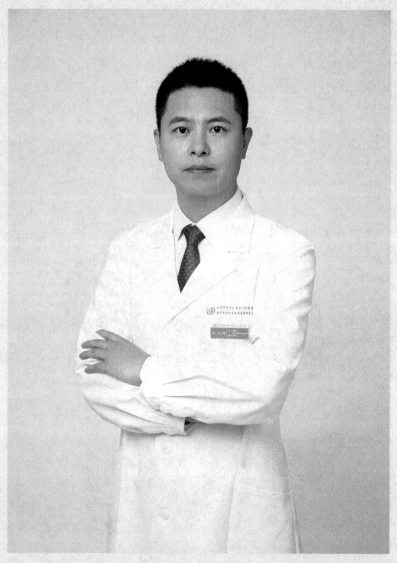

▲ 孔凡铭教授

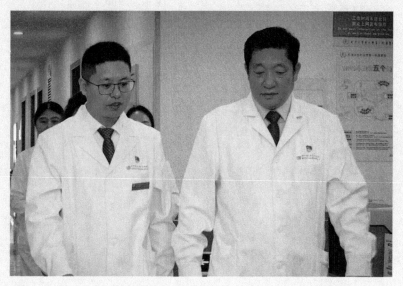

▲ 贾英杰教授和学术继承人孔凡铭教授

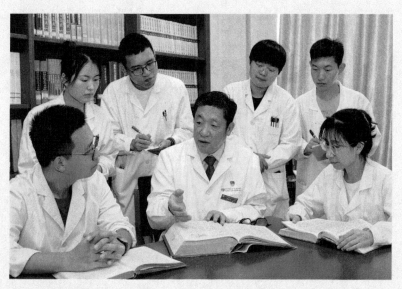

▲ 贾英杰教授与学生交流探讨

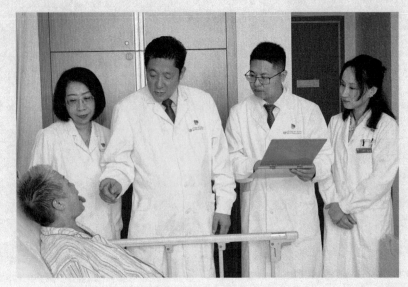

▲ 贾英杰教授在病房查房

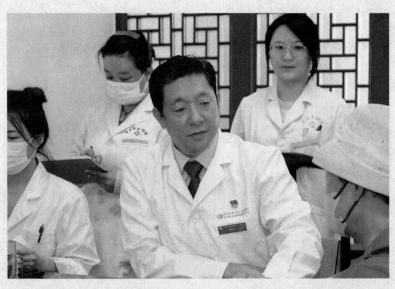

▲ 贾英杰教授在门诊为患者诊疗

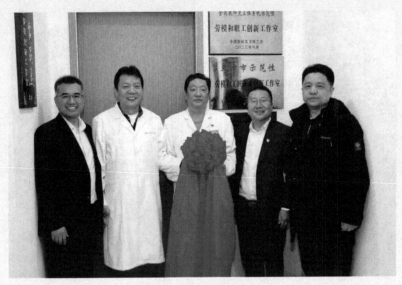

▲ "全国教科文卫体系统示范性劳模和职工创新工作室"揭牌仪式

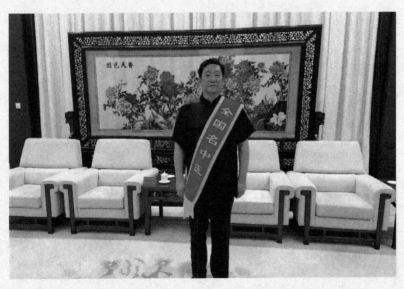

▲ 贾英杰教授荣获第二届"全国名中医"称号

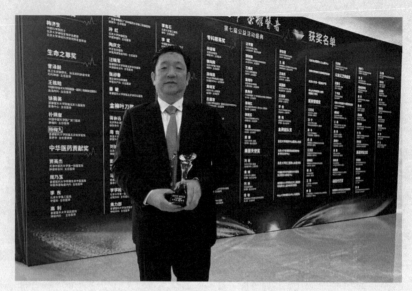

▲ 贾英杰教授荣获人民日报"中华医药贡献奖"

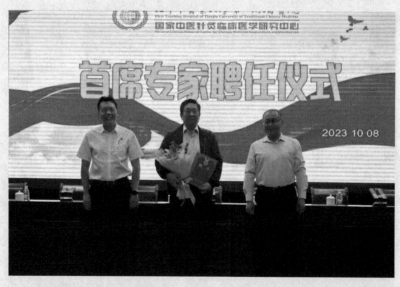

▲ 贾英杰教授受聘天津中医药大学第一附属医院"首席专家"聘任仪式

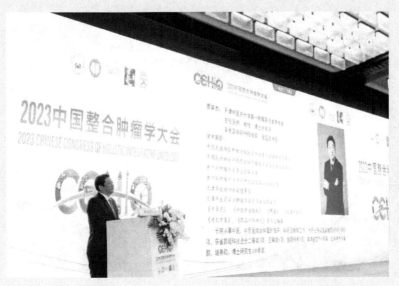

▲ 贾英杰教授就"黜浊培本理论与实践"主题在 CCHIO 大会发言报告

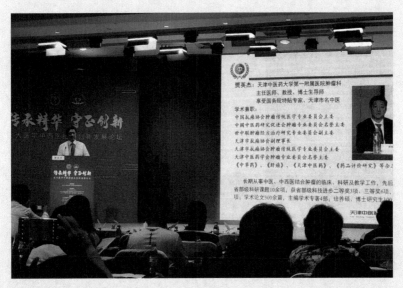

▲ 贾英杰教授就"传承精华，守正创新"在北大医学中西医论坛作发言报告

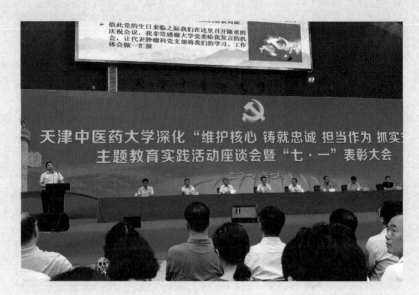

▲ 贾英杰教授作为优秀党支部代表在"七一"表彰大会发言

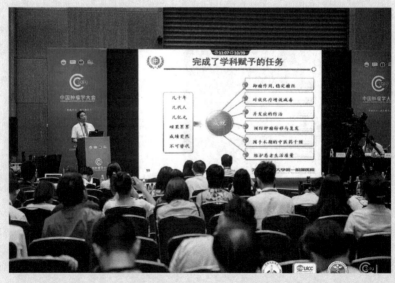

▲ 贾英杰教授就"中医药治疗肿瘤的地位与现状"在中国肿瘤学大会作发言报告

肺之为病，以瘤最难治，肺癌居首，常累月经年，伤人性命者众。《灵枢·九针十二原》云："疾虽久，犹可毕也。言不可治者，未得其术也。"中医药在肺癌的辨治中具有独到的特色和优势，我辈中医人需明理正心、当仁不让，正如《汉书·董仲舒传》言："夫仁人者，正其谊不谋其利，明其道不计其功。"

思秦汉多以伤寒而论、明清多以温病立法，人异耶？盖时世异也。今之世繁盛，人乏躬耕之动作而恣食肥美厚味，常致中焦韬重太过，而精微壅滞难化，浊邪内生。肺者清虚，既感天地之浊，又合内生之浊，内外相合而为病，浊性伏藏恶耗、胶结流注，致病常兼痰、毒、瘀，伤人者甚，一朝积变，成瘤为实。

贾英杰教授师古审今，法《内》《难》，宗《伤寒》，效《温病》，集百家之精粹，融寒温于一炉，以"浊"观积，识其病所由来，知其证所往复，晓其药所功用，厘其变之尺度，乃创立"黜浊培本"治癌理论，理法方药效验于临证。

本人师从贾英杰教授十余载，常侍诊左右，乃幸得见汤液屡起沉疴之效。尤肺癌一疾，理法最为完备，基于肺癌"癌浊"病机演变，辨治当以虚实为界，两端各守主方，疏利三焦为纵，而宣通上下导浊邪自大便而出，调燮脾胃为横，而斡旋气机截断浊邪生成之源。兼顾先后天之本脾肾，即肺之子母脏器，活用温清消补，平调阴阳以使优质气血之化源生生不息，明辨相侮乘克，先证而治以防病邪恶化传变。癌浊祛，本元培，复肺脏轻灵之形，畅气机升降之序，以达阴平阳秘之期。

全国名中医贾英杰肺癌临证精要

医书，载道之车也。医乃仁术，笔之于书，欲天下同归于仁也。故希望以文字相传，记述贾英杰教授四十余载肺癌临证思想于纸墨，虽为医学之沧海一石，然愿为垫脚之石，为学者开拓寸尺诊疗思路。望以荧烛末光救今世之弊，愿为国民之健康尽绵薄之力，若存疑惑、未备之处，还请不吝赐正。

孔凡铭

2024 年 6 月

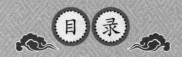

目录

中篇

下　篇

附　录

上篇

多法辨治，渐成体系
立足中医，溯源探流

第一章　黜浊培本学术思想精要

　　贾英杰教授志于肿瘤四十载星霜，承往圣之高德，继先贤之深意，师古之智而虑古今之异，法古之哲而不拘泥于古之理法，植于前期浩瀚的学术积淀和深厚丰饶的临证经验，又合特定时代的中医肿瘤学背景，守正创新，阐"癌浊"病机概念，立"黜浊培本"辨治恶性肿瘤理论，现凝结其学术思想精要，以惠及众。

第一节　从浊论积，创立"癌浊"病机概念

　　浊，不清也，混杂邪秽为之谓。故陈痰、宿血、邪毒、寒湿者，皆备浊之性也。浊势氤氲，际会盘踞，息以成形，而化实成积。积者，乃癌浊之势不解而化，渐积成病也。癌瘤之浊，非一般之性，诸邪杂糅而致，且盛于今世而罕于古时，故贾英杰教授立足时代特征，根植古籍经典，参以临证效验，集众之心力，发皇古义，创立"癌浊"病机概念。

一、审证求因宗古义，从浊论积御今病

　　中医古籍并无恶性肿瘤之名，根据症状，可将其归属于"癥瘕"

"积聚""岩""癌""瘤"等范畴。早在殷墟甲骨文中已有"瘤"字的记载，并有"五积""六聚""七癥""八瘕"等论述。考其成因主要有三：一者，有正气虚损之说，可考《素问·评热病论》言："邪之所凑，其气必虚。"《中藏经·积聚症瘕癥瘕杂虫论第十八》曰："积聚、癥瘕、杂虫者，皆五脏六腑真气失而邪气并，遂乃生焉。"亦有《医宗必读·积聚》道："积之成也，正气不足，而后邪气居之。"《医学汇编·乳岩附论》载："正气虚则为岩。"二者，有寒凝而生积之言，可溯《灵枢·百病始生》言："积之始生，得寒乃生，厥乃成积也。"《诸病源候论·寒疝积聚候》言："积聚者，由寒气在内所生也。血气虚弱，风邪搏于腑脏，寒多则气涩，气涩则生积聚也。"三者，有痰瘀气郁之论，可追《丹溪心法·六郁五十二》言："气血冲和，万病不生，一有怫郁，诸病生焉。"《医学正传·痰饮》载："自郁成积，自积成痰，痰夹瘀血，遂成窠囊。"亦有《外科正宗·瘿瘤论》载："夫人生瘿瘤之症，非阴阳正气结肿，乃五脏瘀血、浊气、痰滞而成。"此外，亦有从七情、五运六气，以及毒、火、热等阐释积聚之成因，不一而同。今之医家，亦有毒浊痰瘀之论，亦有虚损生积、毒伏肝络之说，总体治则以扶正祛邪为主。

　　思秦汉之人多伤寒、明清之人多温病。今人多恣食肥美厚味又乏躬耕之动作，而致中焦辎重太过，精微壅滞难化，"浊邪"内生，此合经之"浊气在中"，即《灵枢·小针解》："浊气在中者，言水谷皆入于胃，其精气上注于肺，浊溜于肠胃，言寒温不适，饮食不节，而病生于肠胃，故命曰浊气在中也。"《素问·阴阳应象大论》曰："阳化气，阴成形。寒极生热，热极生寒。寒气生浊，热气生清。"阳化气不足，则三焦气化失司，中焦输津布液不能；阴成形太过，则阴精久积异化，脏腑组织受累结实，故浊由此生，积由此引。

"浊"之源，可考《周礼·冬官考工记》云："薄厚之所震动，清浊之所由出。"其意为不清亮的液体，又源《黄帝内经》，其记载"浊"有 60 处之多，其中《素问·阴阳应象大论》载"清阳发腠理，浊阴走五脏"及"清阳出上窍，浊阴出下窍"。《灵枢·营卫生会》载："人受气于谷，谷入于胃，以传于肺，五脏六腑皆以受气，其清者为营，浊者为卫，营在脉中，卫在脉外。"此"浊"既为水谷转化生成富有营养的精微物质，可营养脏腑经脉，且具有稠厚、重浊的物质特点，又是正常的机体代谢产物，其性质具有污秽、浑浊的特点，被视为糟粕。而《灵枢·阴阳清浊》中记载："浊而清者，上出于咽；清而浊者，则下行。清浊相干，命曰乱气。"清浊本有其运行轨道，然失其道则逆乱，病由所出焉。《素问·阴阳应象大论》云："清气在下，则生飧泄；浊气在上，则生䐜胀。"《金匮要略》有"清邪居上，浊邪居下""胃中苦浊"等记载，此"浊"之意均指内生之邪。后世亦有医家对其发病论述，如《丹溪心法·赤白浊四十四》载："浊主湿热，有痰，有虚"，明确浊为一种兼夹病机；《血证论》的"浊"指血瘀之邪，其言"血在上则浊蔽而不明矣"；《医方考》的"浊"指痰浊之患，其言："浊邪风涌而上，则清阳失位而倒置矣，故令人暴仆。"又有湿温之邪的指代意义，如《温热论》："湿与温合，蒸郁而蒙蔽于上，清窍为之壅塞，浊邪害清也。"《时病论·秽浊》："秽浊者，即俗称为龌龊也，是证多发于夏秋之间。"故病浊者，积滞也，黏腻也，夹痰夹瘀也，可流窜三焦也，可戕害脏腑为变也，易阻碍清阳也。

在新时代医学研究的背景下，德国著名医学家奥托·瓦伯格（Otto Warburg）在 1927 年观察到肿瘤细胞的异常代谢现象——即使在氧气充足的情况下，肿瘤细胞糖酵解仍然活跃。人们把肿瘤细胞有氧糖酵解这种现象称为"瓦伯格效应"。《Cell》杂志在 2022 年 1

月刊登恶性肿瘤十四大特征，细胞内能量异常就是其中之一。近年来，随着代谢物组学及肿瘤代谢产物的深入研究，研究人员发现肿瘤细胞由单纯的产生 ATP 转变为产生大量氨基酸、核苷酸、脂肪酸，以及细胞快速生长与增殖需要的其他中间产物，从而促进肿瘤生长、抑制肿瘤凋亡。随着生活水平提高，人的体质发生变化，疾病亦发生谱系变化，代谢性疾病发生率逐年攀升。在新时代的中医理论体系下，王永炎院士率先提出"内生浊邪"是代谢病的实质，并提倡从"浊邪"论治代谢性疾病，以石汉平教授为代表的学者也认识到肿瘤是一种代谢性疾病，这种观念已逐渐得到共识，贾英杰教授明"运气不齐，古今异轨，古方今病不相能也"之理，今病当合今时论，这为"癌浊"病机概念创造了历史条件。

中医之魂，藏于临证之效验，贾英杰教授临证观察到：肿瘤患者常见面色晦暗少华，如污垢覆面、排泄物污秽黏腻、舌苔厚浊黏腻等特征症状；终末期患者常见语声低微、言语沉闷、含混不清、四肢沉重、肢体痿软、活动异常、神识昏蒙甚则昏聩不知、周身气味衰败腐臭难以消散等，皆可概述为"浊"之意，均表现为"黏腻""秽浊""沉降"之象，从"浊"论治各类恶性肿瘤均有效验。故贾英杰教授认可"从浊立论乃辨治今病之需"，赞同"肿瘤是一种代谢性疾病"及"中医从浊论治代谢性疾病"的理念。

目前"浊邪"主要有血浊、浊毒、食浊、瘀浊、脉浊、心浊、肾浊、秽浊、痰浊、湿浊、蛋白浊、尿酸浊、脂浊、膏浊、精浊、白浊、尿浊等诸多相关概念。然而这些概念均不能阐述"浊邪"致病在肿瘤疾病中的特异性，因此贾英杰教授参古论今，潜心研究"浊邪"在恶性肿瘤中的致病特点，结合临证发现恶性肿瘤患者多呈现气涩血浊之象，意识到"浊邪"在癌瘤发生发展中至关重要，倡导"从浊论积"，遂继承前人诸论，并总结性提出"癌浊"病机新概念。

集经典理论所述，又合时世特点，故浊之来源有二：一者，诸外邪侵袭人体，正气虚损而不能驱邪外出，久而六淫邪气化生浊；二者，诸脏气涩血瘀，以致食浊、湿浊、血浊、痰浊、瘀浊等内生病理产物不得肃清，日久毒结为患，变生癌浊，更甚化积成形，发为癌瘤。癌浊病机理论在特定时代背景和当代肿瘤临床特征下应运而生。在本元亏虚的基础上，加之致癌因素的长期刺激，脏腑功能失衡，三焦气化失司，"浊邪"内生，与毒、瘀、痰等相搏结，变生癌浊，久踞虚所，气涩血浊，发为癌瘤。"癌浊"既是恶性肿瘤疾病的核心病机，亦是导致恶性肿瘤发生发展的致病因素和病理产物。

二、明察癌病四阶段，谨守癌浊四特征

癌浊是癌瘤的始动因素，其始于癌前病变时期，贯穿癌瘤始末，在不同的肿瘤时期有着不同的形态和特征：在癌前病变之时，癌浊氤氲，隐匿伏藏；癌瘤早期，癌浊弥漫，毒瘀渐盛；癌瘤中期，癌浊胶结，毒瘀鸱张；癌瘤晚期，癌浊耗正，毒瘀渐衰。

癌浊之邪，其性黏滞，浑秽难化、胶结稠厚、阻遏气机、壅塞三焦，多裹挟痰、湿、瘀、毒等病理因素相因为患，具有伏藏性、恶耗性、胶结性和流注性的特点，其性缠绵难愈、变化多端，详细如下：①伏藏性：癌浊具有隐匿性，癌前时期就已存在，早期不易发觉，隐匿潜藏，称为"伏浊"。常始于微而成于著，整体上可概述为：自癌浊氤氲、弥漫而终致鸱张之势，一旦发作，癌浊流窜，诸症蜂起。②恶耗性：一者癌浊阻滞中焦，易碍脾伤胃，气血化生乏源，优质气血不能送达脏腑，或生化失常，污秽之血内生，难以润养周身；二者癌浊日久，易耗伤气血津液，癌瘤晚期多见大骨枯槁、大肉陷下、乏力纳呆、少气懒言等虚象。③胶结性：癌浊胶结难化，

病势缠绵，易与它邪相兼为病，病情迁延难愈。④流注性：其性乖戾，善变无常，流注走窜，可外滞形体，内凝脏腑，常乘虚投隙，于最虚之处发病及转移。

三、四诊合参辨癌浊，尤重舌诊和大便

贾英杰教授指出，临证诊断癌浊主要通过察色、观舌、切脉、问二便4个方面判断，尤重舌诊和大便。①察色：《灵枢·邪气脏腑病形》曰："十二经脉，三百六十五络，其血气皆上于面而走空窍。"《灵枢·本脏》载："视其外应，以知其内脏。"《灵枢·五色》曰："常候阙中，薄泽为风，冲浊为痹，在地为厥……沉浊为内。"望面部色泽可知气血之盛衰、邪气之所在。患者面垢眵多、面如蒙尘或面色萎黄、色浊而散或面色黧黑、色浊而夭，皆为癌浊之象。②观舌：舌为心之苗，又为脾之外候，脏腑之精气上荣于舌，病则变见于舌。需重视舌诊，舌质直接反映气血的盛衰、瘀滞及热邪入里程度；舌苔的薄厚、润燥直接反映体内津液、水湿运化的正常与否，并能反映癌瘤病情进退情况。舌质可反映癌浊由气入血、由浅入深的变化过程及血瘀的情况。贾英杰教授指出"舌质是反映虚实的分水岭，而舌苔是我们观察邪气的风向标"。患者舌质红或舌边尖红，为癌浊之热毒在气分；舌质红绛，甚或绛紫、光绛，舌体少津为癌浊之热毒渐盛入于营血分；舌暗，或有瘀点、瘀斑为癌浊之瘀象。同时，根据舌苔的变化，以候患者"浊邪"之轻重。"浊邪"盛者苔质厚腻，苔色或黄或白或黄白相间，舌苔由薄转厚，为"浊邪"渐盛之恶征；舌苔由厚转薄，为"浊邪"渐化之佳象。③切脉：肿瘤患者脉象变化多端，病期不同，脉象亦不同。早期因气血瘀滞、癌浊壅盛，多见弦滑之脉。瘤体增长扩散、局部破溃，也常出现脉数大无力或洪脉或芤脉等病情进展之象，此多因脉府气血虚

弱，而癌浊搏结所致。晚期患者体虚、正气不足，气血两亏、脏腑虚损，脉象多沉细无力。贾英杰教授临证体悟恶性肿瘤患者极少见浮脉，外感之际亦是如此，这也侧面反映了癌浊深藏、癌瘤非朝夕所得的本质。④问二便：司察二便不仅可明了患者消化功能和水液的盈亏、代谢情况，也是临床指导用药的关键所在。贾英杰教授常谓"大便乃脏腑之信使"，癌症患者多见大便黏滞不爽，癌浊深重者也可见大便秘结之候，临证时常将大便情况的转变作为治病的阶段性转折点。癌浊初期小便多正常，而癌浊壅盛之时，可见尿少涩滞不舒或兼见浑浊之象。

四、从浊论治新理念，孕育治癌新法则

贾英杰教授经年累积，守正创新，提出"从浊论积"之理念，在治疗方面紧抓癌浊病机概念核心，治在罢黜癌浊，重视"截断来路，先证而治""给浊出路，因势利导"的学术思想，并在此基础上形成了"黜浊五法"：芳香化浊、解毒清浊、化瘀散浊、通腑泄浊、淡渗利浊。《素问·六元正纪大论》云："大积大聚，其可犯也，衰其大半而止。"《儒门事亲·凡在下者皆可下式十六》亦指出："沉积多年羸劣者，不可便服陡攻之药。"癌浊非朝夕而成，胶结黏腻，经年累月，病程漫长，"伏浊深藏"，且恶耗人之气血，虽难以尽除，但切勿犯虚虚之戒，用虎狼之药猛攻之。因此治亦在培植本元，强调"始终扶正，时时祛邪，以平为期"的治癌理念，合为"黜浊培本"理论。

"从浊论积"和"癌浊"病机概念是全国名中医贾英杰教授师百家之法，并基于临床效验所提出的，首次将"浊邪"致病理论运用到恶性肿瘤的治疗中。"癌浊"病机概念有别于"癌毒"之论，强调了时代特征和"浊邪"之异，丰富了当代中医肿瘤病机理论，

谨守机要,方能辨证施治,该理论守正创新,为提出"黜浊培本"治癌法则奠定理论基础。

(王晓群 廖冬颖)

第二节 以浊为机,创立"黜浊培本"辨治肺癌新体系

肺者,清虚之脏,华盖之官,轻宣灵浮,易受"浊邪"。临证强调揆度患者正气强弱而遣方施药,故立"黜浊培本"治法,汉代蔡邕《对诏问灾异》载:"圣意勤勤,欲清流荡浊,扶正黜邪。"汉代应劭《风俗通义·正失》载:"今均思求其政,举清黜浊,神明报应,宜不为灾。"将扶助正道,祛除邪恶的本意引申到恶性肿瘤的治法中,即为"黜浊培本",意为"罢黜癌浊、培植本元"。

一、审清浊辨黜浊之法,观正邪定培本力度

恶性肿瘤属于中医学"积病""岩""癥积""痞块"等范畴,治疗原则可参《素问·六元正纪大论》所言:"大积大聚,其可犯也,衰其大半而止。"贾英杰教授强调癌浊久积成瘤,具有深藏之性,"罢黜"为法,黜浊不必净,非攻伐峻剂,当因势利导,重在截断"浊邪"来路,先证而治,"化浊解毒散瘀不厌早",导邪而出,祛邪勿尽,强调"带瘤生存"理念。主以分消走泄,将"浊邪"自二便而解,辅以轻清宣化,自五液而消,其旨在恢复功能、以平为期。又因癌浊是复合性病理因素,且易与它邪复合兼夹为患,故而在应用"黜浊"法治疗时,辨证选择不同类型的治法和药物,是为

009

"黜浊五法"。

其一，芳香化浊，调燮中州。此法常用辛温芳香理气之药如木香、乌药、佛手、玫瑰花等使中州气机调畅、升降有序，截断癌浊进一步伤中之势，有化浊燥湿、调护脾胃、疏利气机之功，尤其在围化疗期胃肠功能障碍治疗中发挥重要作用，可治疗癌浊壅滞于中焦所致的脘腹胀满、恶心呕吐、食积不化、口中黏腻等病症。

其二，解毒清浊，消癥化积。此法常用辛苦寒凉的清热解毒、消癥化积之品如半枝莲–半边莲、郁金–姜黄等药对，以及猫爪草、白头翁、金银花、连翘、青蒿、虎杖等单味药，以遏癌浊肆虐、毒根深藏之性，并抑制其鸱张之势以防其内陷。

其三，化瘀散浊，畅达血脉。此法常用辛苦而温之药，以化血瘀之浊，达活血化瘀、温经散寒之功，用于瘀血凝结、气脉阻塞、寒浊稽留之证。临证治疗当寓温于通、寄散于补，如桃红四物汤或参芪四物汤以化瘀行气，合三棱、莪术等化瘀软坚之品，以期养血和血、化瘀散浊。

其四，通腑泄浊，疏利三焦。此法常用辛苦而寒之品，达清热利湿、泄浊消积之功。可用宣白承气汤、麻子仁丸等以肃肺泄浊，增液汤滋阴清热、润燥泄浊，或三仁汤合小承气汤利湿泄浊，以达腑气通、阳明降、糟粕除、癌浊祛之功。

其五，淡渗利浊，畅达水源。此法常用甘淡而平之药，奏利水消导、调摄二便、排浊渗毒之功。可用猪苓、茯苓或五皮饮加减配伍车前草、泽泻等淡渗之品以泌别清浊，或用当归芍药汤、桂枝茯苓丸、血府逐瘀汤等方配伍乌药、川芎等增渗利血浊之功、发逐邪涤水之效。

以上五法共用以达罢黜癌浊之功。

《儒门事亲》亦指出："沉积多年羸劣者，不可便服陡攻之药。"

贾英杰教授强调癌浊非朝夕而成，胶结黏腻，经年累月，病程漫长，"伏浊深藏"，且恶耗人之气血，虽难以尽除，但切勿犯虚虚之戒用虎狼之药猛攻之。因此强调"始终扶正，时时祛邪，以平为期"的治癌理念。《景岳全书·积聚》载："凡脾肾不足及虚弱失调之人，多有积聚之病。"强调培植本元的重要性，贾英杰教授主张在恶性肿瘤全程管理中应权衡扶正与祛邪，进行动态辨治。人体正气虚弱，无力抗邪，诸邪易侵犯机体，久踞体内变生癌浊，发为癌瘤，盘踞于内持续耗损气血，加之手术、放疗、化疗、靶向等现代治疗手段损伤正气，伤及先后天之本，致使正气化生乏源日久则恶性循环。"正气内虚"是癌瘤发生的内因，并伴随癌病全程。因此，培植本元之法应贯穿于癌病治疗的全程，临证审正气强弱而应用，提出"培本三法"。

其一，补益气血，此法重视补益气血并通达之，气血亏虚及郁结壅塞是癌瘤生成的重要因素，如《证治准绳·杂病》言："善治者，当先补虚，使血气壮，积自消。"临证常以圣愈汤合黄芪生脉散为底方，补气的同时配合滋阴之品，既要化生有力，也要化生有源，以恢复脏腑功能。

其二，健运脾胃，此法重视"浊生中焦"之源，故补益脾胃，恢复脾胃升降健运之功。临证从中焦立法，常用茯苓、白术、党参等健运脾气，并根据脾胃运化特点，寓通于补，予炒鸡内金、炒神曲等药通中焦滞涩之气。

其三，滋补肝肾，提倡滋补肝肾以平补为主，谨守阴阳互根之理，力求增一分元阳，复一分真阴。常用生地黄、续断、杜仲、桑寄生等平和之品以补肝肾填精血。

以上三法兼施以奏培植本元之用。

二、虚实为界各守主方，标本兼顾调气为要

贾英杰教授强调肺癌之治当首辨虚实两端，一病必有其主证，一证当有其主方。肺癌初期或中期，若见胸闷胀满，咳痰喘甚，痰涎壅盛或痰黄黏稠，或咳吐脓血腥臭痰，胸痛等肺失肃降、热毒壅肺、痰浊瘀血互结之象，多为痰浊壅肺之实证，治疗当以"黜浊"为主，常用宽胸涤痰、化瘀散浊、解毒清浊、消癥化积之法，以利肺之肃降功能为用。遣方化裁《千金》苇茎汤合小陷胸汤，尤以瓜蒌、冬瓜子不能少。瓜蒌宽胸涤痰，甘寒不犯胃气，降上焦之火而使痰气下降也。《本草思辨录·卷二》言："栝楼实之长，在导痰浊下行，故结胸、胸痹，非此不治。"冬瓜子可清热化痰、排脓利湿，消内热郁结，祛留饮瘀血。《温热经纬·方论》言："冬瓜子依于瓤内，瓤易溃烂，子不能涅，则其能于腐败之中，自全生气，即善于气血凝败之中，全人生气，故善治腹内结聚诸痈，而涤脓血浊痰也。"若痰浊壅肺日久，则郁而化热，肺热不得随涕而宣泄、不得发越而解除，热移大肠下窍闭，则使痰热不得下出而内伏，终致痰热闭肺，参《素灵微蕴·噎膈解》云："大肠以燥金之腑，而津液上凝，不复下润，故粪粒干燥，梗涩难下。"故常在清肺化痰基础上加用大黄、厚朴等行气通腑之品，运用通腑泄浊法治疗，通下糟粕，疏利肺气，喘息自平。

肺癌中晚期，多见气阴两虚、气血两虚之虚证，多见乏力，面色少华，干咳无力，口干而渴，气短而喘，舌红或暗红或淡，苔或少或花剥或薄白，脉细弱等临床表现，治疗当以益气养阴、扶正培本为主。遣方以黄芪生脉散或圣愈汤加减，其中生脉散可"补肺中元气不足"，圣愈汤可滋阴亏气弱。肺癌病机总属本虚标实，非一派全然虚实之象，故临证强调根据患者所处阶段窥度"黜浊"与"培

本"尺度，把握祛邪与扶正、辨证与辨病、整体与局部、治标与治本之间的关系，应用于药量与药味之间的变化。

《素问·五脏生成》云："诸气者，皆属于肺。"是以肺总司五脏之气，故临证不忘运用理气、调气之品以合肺宣降之性。肺本为清虚之脏，玄府华盖之官，凌居高位而勿犯，为清气之本，朝百脉而统摄宗气。故治肺之法，当以理气为先，肺虽为气之贮器，然后天气之始，根于脾胃。脾胃气机转运有常，清生而浊降，输布有度则癌浊无所化生，积无所以成。《本草通玄·白术》言："土旺则清气善升，而精微上奉，浊气善降，而糟粕下输。"坤土之德以顺，则玄府之脏得安。此所谓治华盖为病，当摄理中州为先，"黜浊"之中亦寓培本之意。上焦多佐轻清宣肺之桔梗、降气消痰之紫苏子、行气导滞之枳壳等品；中焦常辅健脾行气之木香、理气宽中解郁之香附等药；下焦喜用行气温肾之乌药、降气利水之槟榔等药。肺气通达则运行周身，三焦气顺则助肺宣降。

三、立足中州健运脾胃，疏利三焦畅通气机

《诸病源候论·三焦病候》云："谓此三气，焦干水谷，分别清浊，故名三焦；三焦为水谷之道路，气之所终始也。"指出三焦功能便是腐熟水谷，分别清浊，吸收其营养物质，如若不能正常传化物成糟粕而传导出腑，就会引发疾病，即"三焦之气，主焦熟水谷，分别清浊，若不调平，则生诸病"。故三焦主泌别清浊，为清上奉浊下流之道路，为纵。《灵枢·小针解》云："浊气在中者，言水谷皆入于胃，其精气上注于肺，浊溜于肠胃，言寒温不适，饮食不节，而病生于肠胃，故命曰浊气在中也。"《脾胃论·脾胃虚实传变论》谓："元气之充足，皆由脾胃之气无所伤，而后能滋养元气。"浊生中焦为浊之源，中焦为三焦之枢，脾胃枢机轮转，四维周流，则一

身之气亦畅流无碍，为横。《圣济总录·三焦统论》曰："三焦有名无形，主持诸气……三者之用，又本于中焦。中焦者，胃脘也，天五之冲气，阴阳清浊，自此而分。"中州立则肺清有所生，三焦利则肺浊有所出。

"黜浊"辨治的核心总不离脾胃，脾胃位居中州，护土之中，优质气血生化有源，可通调肺络，百脉得转。对体质尚佳者，祛邪亦是扶正，积之始成，正虚不甚，治当调三焦并以攻邪为主；对体质虚弱者，治疗当虚实兼顾，补虚为主，治取中州以调理脾胃为要。临证常选柴胡、莱菔子二药，柴胡为疏利三焦之要药，可通行祛邪、推陈致新，然虑其性升散，恐劫肝阴，故中病即止，不可久用重用；配莱菔子以降气导滞，升中有降，调燮中州以健脾和胃。临证不可一味单用或过用补虚之品致虚不受补、滋腻碍胃，要以脾胃升降有序，气机调畅为度。

四、五行流转谨防传变，土安水和万象生生

再虑传变之性，《温病条辨·中焦篇》言："上焦病不治，则传中焦，胃与脾也；中焦病不治，即传下焦，肝与肾也。"对于上焦症状为主者，主以《千金》苇茎汤合小陷胸汤，酌加理气健脾，和胃消导，取意"中焦之品为点缀，先安未受邪之地"；对于中焦以虚实夹杂症状为主者，治以大补脾土，重用四君辈为君或对于癌浊困脾证之以中满分消，用二陈汤化裁，加鸡内金、砂仁、佩兰等，取意"化浊、醒脾、运脾、理气"；对于下焦证以虚症为主者，首先用麻子仁丸、济川煎等补润结合制品，健脾为主，益肾为辅，取意"先后天之本相资"。

土者，万物之母也；水者，万化之源也。金则为水之母，其气恒下行，静时下澄于肾宫，与水相通，肾为真水，天一所生，肺既

为其母，故居华盖之顶，犹据天河之上源以注昆仑，而入龙门以汇于海也。其输精脏腑，犹在天之雨露，广沛群生也。故土安水和则五行运转如常，达阴平阳秘之期，以助患者长期生存。

贾英杰教授强调肺癌当以虚实为界，两端各守主方，以疏利三焦为纵而宣通上下，调燮脾胃为横而斡旋气机，兼顾子母脏腑活用补泻而使化源生生不息，明辨相侮乘克先证而治而防恶化传变。关键在引"浊邪"自二便而出，复肺脏轻灵之形，畅气机升降之序，达阴平阳秘之期。以"黜浊培本"为治癌法则，以"立体疗法"为承载工具，以三焦为方位，以卫气营血为结点，以中焦脾胃为源头，以经络为渠道，融通寒温，斡旋气机，调燮阴阳，通达血脉，气旺血活，将优质气血运达周身。虽大积大聚，亦可图之。

（王晓群　廖冬颖）

第二章　肺癌辨治思维

贾英杰教授多年来诊治肿瘤患者数十万，其中肺癌占七成之多，在大量临证实践基础上，逐步建立起了一套实用且疗效显著的肺癌多层次辨治体系。第一层次：阶段辨证，首分虚实两端，明确"黜浊"与"培本"的权重，以定主方；第二层次：三焦辨证和卫气营血辨证，明辨病位之所属，以知病邪之深浅，调整处方之方向；第三层次：动态辨证，根据"虚""浊""毒""瘀"不同证素之比重，微调药味，注意细节。多种辨治方法融会贯通、纵横交错、有机统一，犹如经线与纬线的交汇，强调"病-证-症"结合，标本同治。

这一辨治体系使肺癌的中医辨治有法可依、有章可循，可全程全方位指导肺癌处方用药。

第一节 阶段辨治以守方，动态辨治以微调

为探索恶性肿瘤临证辨治的系统方法，建立合理的临床思维模式，贾英杰教授宗先贤经验，将中医理论之证与西医学之病相结合，提出"阶段辨治以守方，动态辨治以微调"的辨"病-证-症"的肿瘤诊疗模式，在该思维模式的指导下用药卓有成效。阶段辨治是从宏观角度根据疾病所处阶段，辨虚实以定主方；动态辨治是从微观角度根据病机要素等变化详调诸药。该理论宏观与微观相结合，辨病和辨证相统一，是恶性肿瘤辨治的主线，亦是肺癌辨治的准绳。

一、阶段辨治以守方

贾英杰教授强调"虚实辨证是一切辨证的前提与基石"，辨治肺癌当首辨虚实两端。《素问·通评虚实论》云："邪气盛则实，精气夺则虚。"恶性肿瘤是全身属虚、局部属实的疾病，总属本虚标实、虚实夹杂之证，辨清患者就诊刻下所处阶段的正虚与邪实的主次尤为重要。虚实辨证看似简单基础，但所谓"大道至简"，融汇八纲，体现了中医思维之基础，是凌驾于"病因辨证""脏腑辨证"等思维之上的辨证手段，辨证准确才能攻补适宜，免犯虚虚实实之误。实证阶段多见癌浊壅肺之证，治疗以黜浊为主，常以《千金》苇茎汤合小陷胸汤为基础方；虚证阶段多见气阴两虚或气血两虚之证，治疗以益气养阴（血）为主，常以黄芪生脉散合圣愈汤为基础方。

（一）实证阶段

实证阶段多见于肺癌初期或中期，癌浊壅肺之证居多，临床常

见胸闷喘憋，咳嗽咳痰，痰涎壅盛，或痰黄黏稠，或咳吐脓血腥臭痰，胸痛，大便秘结，小便短赤或如常，舌红或暗红苔腻或白或黄，脉滑数等表现。此阶段治疗当以"黜浊五法"中宽胸涤痰、化瘀散浊和解毒清浊、消癥化积为主，临证常以《千金》苇茎汤合小陷胸汤化裁，基础方为瓜蒌30g，冬瓜子15g，黄芩10g，半夏10g，生薏米15g，郁金10g，姜黄10g。大便秘结或如常者，冬瓜子30g；大便偏稀或次数多者，冬瓜子15g。《千金》苇茎汤出于《备急千金要方·肺脏方》，由苇茎、冬瓜子、薏苡仁、桃仁四味药组成，本为治肺痈名方，后王孟英所著《温热经纬·方论》收载此方，加以阐释并推广其功效为清热化痰、逐瘀排脓解毒。其书中所载："苇茎形如肺管，甘凉清肺。且有节之物生于水中，能不为津液阂隔者，于津液之阂隔而生患害者，尤能使之通行。薏苡色白味淡，气凉性降，秉秋金之全体，养肺气以肃清，凡湿热之邪客于肺者，非此不为功也。瓜瓣即冬瓜子，冬瓜子依于瓤内，瓤易溃烂子不能泡，则其能于腐败之中，自全生气，即善于气血凝败之中，全人生气。故善治腹内结聚诸痈，而涤脓血浊痰也。"小陷胸汤出自《伤寒论·辨太阳病脉证并治下第七》，具清热化痰、宽胸散结之效。方中瓜蒌甘寒，清热涤痰，宽胸散结；半夏辛温化痰散结；黄连苦寒泄热除痞，主入中焦。全方润燥相得，体现辛开苦降之法，主治痰热互结之结胸证。近代中医学泰斗张锡纯指出："肺中不但生热，而且酿毒。"贾英杰教授师古于临床确有效验，亦指出肺喜润恶燥，最惧火刑，肺癌热者十之八九，寒者不足十之一二。肺癌实证阶段多热毒壅肺，痰浊、瘀血互结，血败肉腐而成痈，此二方相合化裁，并佐以主清上焦肺热之黄芩易黄连，加行气活血之郁金、姜黄以撼动"浊邪"之根，全方清上彻下、辛开苦降，则清肺涤痰、逐瘀排脓、黜浊之力倍增。此阶段要大刀阔斧运用黜浊之品，专于清肺，病证的邪实表象暂且退去，但炉中尚有余温，不可轻易撤去宽胸、涤痰、清热之品，以免余烬复燃。

（二）虚证阶段

虚证阶段多见于肺癌晚期，以气阴两虚证（或）气血两虚之证居多，临床常见周身乏力，面色少华，干咳无力，口干而渴，气短而喘，舌红或暗红或淡，苔或少或花剥或薄白，脉细弱等表现。此阶段治疗当以扶正培本为主，常以黄芪生脉散合圣愈汤化裁，治以补气滋阴养血。全方生黄芪挂帅为君，基础方为生黄芪30~60g，太子参15g，麦冬15g，五味子15g，当归20g，川芎10g，生地黄30g，白芍15g。《医宗金鉴·卷一》云："血脱有生血之机，必先补气……阴虚则无气，无气则死矣。"故贾英杰教授善用重剂生黄芪以补气，《本草纲目》称之为"补药之长"。贾英杰教授将生黄芪用量分为30g、60g、90g、120g、150g五个剂量档，每30g为一剂量档。临证多以30g起步，气虚甚而邪实不显者，可60g起步，渐加，以知为度。在运用生黄芪补气的同时，不忘滋其生化之根源。考唐宗海《血证论·阴阳水火气血论》之言"盖人身之气，生于脐下丹田气海之中……蒸其水，使化为气"，因此重视"阴中求阳"，在用重剂黄芪时，伍以生脉散、四物汤等养阴生血之方药，使药性醇浓和平而滋润，服之气血疏通，内外调和，合于圣度矣。

二、动态辨治以微调

（一）理论源流

动态辨治理论立足于《黄帝内经》升降出入的恒动观，根植于《伤寒杂病论》时空转换的动态思维。《素问·气交变大论》云：

"善言化言变者，通神明之理。"强调了把握疾病动态变化的重要性。《素问·六微旨大论》云："何谓邪乎……变化之相薄，成败之所由也，成败倚伏生乎动，动而不已，则变作矣。"气的升降出入，不断运动构成了人体各种生理活动，疾病亦在运动变化中产生。肿瘤即相关病理过程持续或断续发展变化的结果，其发生发展是一个动态变化的过程。《伤寒杂病论》中通篇所体现的"知犯何逆，随证治之"辨证论治原则是《内经》动态变化思想的具体体现和发挥，其中一个"随"字就点出了辨证的恒动观。恒动思维所蕴含的动态辨证论治的思想，是医圣张仲景认识与诊疗疾病的核心思想。它强调要以动态的观点审视和诊察疾病，探索疾病的发展规律，往往能够全面地抓住疾病的当下证候，准确地用药施治，甚至可推断出疾病的预后及转归。

（二）要旨内涵

贾英杰教授深刻领悟中医经典中的动态辨治观念，动态辨治是动态辨证和动态治疗的有机结合和高度统一。遵其二旨，一为"动态"，即视辨治疾病为一个动态变化的过程，全面掌握肺癌演变转归的趋势及节奏，精准判断患者所处阶段的证型；二为"辨治"，即重视把握治疗节奏，着眼病证的变化节点，根据患者治疗反馈及时调整，从而将遣方用药的规律用于诊疗全程。因此，"人"和"病"的时空恒动性决定了"治"的动态性，其目的是个体化的精准治疗。

（三）临证运用

临证时要注重把握患者病机、证候的主要矛盾和矛盾的主要方面，方能攻补有序，离方不离法，方达速效。对于肺癌患者而言，本元亏虚与癌浊蕴肺是主要矛盾，矛盾的主要方面体现在"虚"

"浊""毒""瘀"等主要证素的比重上。在阶段辨治确定中药主方底方思路基础上，再审参动态辨治，以"正邪变化、证素变化、舌象变化"为主要基楯仔细揣度方中药味。如见肺癌喘憋甚者加葶苈子、苏子等以肃降肺气；胸闷甚者加桑白皮、薤白等以宽胸泻肺；咳嗽甚者加百部、紫菀、款冬花等以润肺、下气、化痰、止咳；痰中带血者加金银花、焦栀子、三七粉、仙鹤草、血余炭等以清热化瘀、宁血止血；热痰多者加浙贝母、胆南星等以清热化痰；便秘者加大黄、枳壳、厚朴等以理气宽肠、通腑泄浊；舌淡暗者加黄芪、鸡血藤、当归以益气养血活血；舌苔腻者加佩兰、砂仁、陈皮等以醒脾和胃、芳化湿浊。患者复诊时，最是体现"动态辨治"优势的关键点，此时应重新考量各证素的比重，分清主次，对于治疗次要证候的药应果断弃去，治疗新发证候和当前主要证候的药物合理增添。如大便转调，一日 2~3 行者，减大黄剂量，而留枳壳、厚朴等通下大肠气机之品缓泄腑中浊气；咳嗽缓解者，逐渐减去百部、紫菀、款冬花等润肺下气止咳之标药；若咳血缓解，但咳，痰中不见血，即去仙鹤草、血余炭等止血药，以免留瘀留邪之弊，暂留金银花、连翘以清肺中余火；若舌苔渐薄，舌质由黯淡转为红嫩，即是"癌浊"渐清，正虚之象表露，此时可减去佩兰、砂仁、苦参等化浊祛邪的药物，增加黄芪、太子参、当归、白芍等健脾益气扶正之品，逐渐向圣愈汤转变。大致如是，具体药量根据各证素的比重而调整。

总体而言，阶段辨治是参照西医学对肺癌分期及疾病认识的基础上，以中医八纲辨人之虚实，参正邪之强弱，确立"黜浊"与"培本"尺度，病证两端各守主方，随症加减。动态辨治是在以"人-病-治"为动态整体的时间轴上，既从宏观角度出发，又从微观处着眼，从刻症着手把握正邪变化、证素变化、舌象变化的关键点为辨治节点，从根本上识病，抓主要矛盾或矛盾主要方面特征辨证，从证的变化去揣测节点或时机遣方用药，力争审时度势，"随变""随证"治之。

（王晓群　程闻）

第二节　遥承温病辨治法，疏利三焦畅气血

温病之辨证纲领，有三焦辨证和卫气营血辨证两大体系，其中，卫气营血辨证反映由表入里的发展过程，三焦辨证则体现了从上而下的传变规律，两种纵横交错的角度形成立体辨证体系，更好地指导了辨治现代杂病的思路。贾英杰教授多继温病辨治体系，遥承叶桂、吴瑭之学，合参卫气营血与三焦辨证应用于肺癌的诊疗。此外，还将温病学临证重舌象、存津液的思想融会贯通，效之于临床。

一、三焦辨证定病位，治从中焦固本邦

三焦辨证理论源于《内经》《难经》，由刘河间揣出，经叶天士发微，终由清代温病学家吴鞠通所确立，从三焦系统阐述了邪犯人体后发展变化的不同阶段。贾英杰教授认为，综合肺癌的症状、舌脉，痰浊、瘀毒之邪气郁遏日久，化热化燥，伤津耗阴，其疾病发生发展及传变，与温病学说的三焦辨证不谋而合，基本符合"上焦病不治，则传中焦，胃与脾也；中焦病不治，即传下焦，肝与肾也"的变化规律。治疗时始终以中焦为立足点。

（一）上焦证阶段

病在上焦，以肺脏实证居多，多因痰浊、瘀血、癌毒壅阻于肺，

而致肺气不利，症见胸中满闷，咳嗽咳痰，咯血，胸痛等。张锡纯指出，肺之所以能呼吸者，实赖胸中之大气。此期以"治上"为主，"治中"为辅，重在开宣逐邪，使病邪随痰而出，常以《千金》苇茎汤合小陷胸汤为基础方，配伍宣肃肺气之品，常用杏仁、桔梗以宣肺，苏子、葶苈子以肃肺。此外，本病不同于温邪之热的关键是痰瘀互结所生郁热，有形之邪进一步阻滞气机运行，故治疗上必加入行气活血之品以去除根本病因，可用川芎、郁金、姜黄等行气活血，或用三棱、莪术等以化瘀散结。此期，强调"先证而治，截断病势"，酌加和胃健脾消导之品，一是顾及"脾为生痰之源"，二是先安未受邪之地，恐邪气深陷，尽早将邪气截断于上焦，勿殃及中焦。

（二）中焦证阶段

病至中焦，常见肺热腑实证或肺脾气虚证。因肺与大肠相表里，《灵枢·经脉》云："肺手太阴之脉，起于中焦下络大肠。"《温病条辨·中焦篇》谓："喘促不宁，痰涎壅滞，右寸实大，肺气不降者，宣白承气汤主之。"肺热腑实当以清热宣肺、泄热通腑为法，取肺肠合治之剂，正如吴鞠通所说："以杏仁、石膏宣肺气之痹，以大黄逐肠胃之结，此脏腑合治法也。"贾英杰教授临床见肺癌此证，强调在清肺热的基础上，尽早运用下法以釜底抽薪，巧用大黄，斩关夺门，重用黜浊五法之"通腑泄浊"之法，使病邪随大便而出。肺脾气虚者多表现为周身乏力，消瘦，食少纳呆，腹胀，舌淡苔白或微腻，脉虚。脾为肺之母，此时宜大补脾土以培土生金，常用四君辈或芪、参、术之类，使本固邦宁；如见湿浊阻滞中焦者，治以中满分消法，常用二陈汤化裁，使病邪上下分消，自二便而解。贾英杰教授认为，中焦为枢，可旁及四维，遂医家用药，应首重中焦，枢机流转，气机得通。临证时，常谓用药如用兵，因用之得当，常旗开得胜。

（三）下焦证阶段

病及下焦，多见肺肾阴虚证。肺癌晚期气阴耗散金水不能互生时，可见气阴大伤之象，表现为虚喘无力，消瘦，神疲乏力，口燥咽干，五心烦热，舌绛少苔或无苔干枯而萎，脉虚。肺、脾、肾俱虚者，贾英杰教授主张"病上下者，当治取中焦"，以补脾土为主，滋肾水为辅，意在培土生金、金水相生，先后天相资，如此方可使正气来复，扭转虚损局势。癌浊蕴结下焦，贾英杰教授亦善用分消走泄法祛下焦湿浊，石寿棠于《医原·湿气论》中提及："肺不能通调水道，下输膀胱，天气病，地气因而不利也。"便秘者多用三仁汤合大承气汤，并配伍宽肠理气之枳壳、厚朴、莱菔子、姜黄、郁金等以行气活血、通腑泄浊。癌浊郁阻，下焦水液气化不利则见小便不利，下肢水肿，恶性胸水等。《素问·标本病传论》载："在下者，引而竭之，亦是先利小便也。"临证多用五皮饮加减配伍车前草、泽泻等淡渗之品给邪浊以出路，使邪浊由小便而出。

总体来说，从三焦辨治肺癌时，贾英杰教授尤为重视调燮中焦，提出"占据中焦，方可一统天下"的学术观点，强调"治取中州"的重要性。

二、卫气营血明深浅，热证血证尤当用

卫气营血辨证是由清代著名医学家叶天士创立，他首先提出："温邪上受，首先犯肺，逆传心包。肺主气属卫，心主血属营。""大凡看法，卫之后方言气，营之后方言血。"明确指出了温病的病因病机、感邪途径、发病部位，同时把温病的整个病理过程划分为卫、气、营、血四个不同阶段，以此作为辨证论治纲领。并经过后

世的温病学家如吴鞠通、王孟英等人的继承与发挥，最终形成的具有独特证治内容的辨治体系。贾英杰教授在辨治肺癌合并发热、咯血的患者时，常用卫气营血辨治法之精髓，明辨病邪之深浅，施以相应治法，尤其重视透达。

（一）辨治发热

肺癌患者常见发热，引起发热的原因众多，感染性发热最常见，其次为癌性发热（非感染性发热）。贾英杰教授指出肺癌患者的发热病位往往不是在表之卫分，而在里之气分、营分、血分，然细分之，肺癌伴感染性发热者，以壮热为主，邪多在气分，常以黄芩、鱼腥草、金银花、连翘、半边莲、半枝莲等辛寒或苦寒之品以清气分之热；肺癌伴癌性发热者多为中晚期，此时患者多历经手术、放疗、化疗、靶向、免疫等多重治疗，正气已亏，病邪深入，邪热入营，耗损营阴，煎灼津液，阴虚则内热生，此时若投以苦寒之黄芩、黄连之品，恐其伤阴而热势更甚，若投以滋腻养阴之品则成闭门留寇之弊。贾英杰教授参叶天士《温热论》之"急急透斑为要"启发，取其"透"法，以透热外出，于清营剂中，以清气透泄之品，给邪热以出路，旨在使郁闭于体内的邪热外透，而大气得运。用药常用青蒿、虎杖、金银花、连翘之类，以期"透热转气"，助毒热外出，配以用玄参、牡丹皮、地骨皮之属，釜底抽薪，以断劫阴之源，并辅以吴瑭《温病条辨·中焦篇》"辛凉甘寒甘咸，以救其阴"之芦根、天花粉等，滋而不腻、滋而能清、能散，润而不敛邪，不助毒热，共奏透邪外出之效。

（二）辨治咯血

咯血或痰中带血是肺癌的常见危急症状之一，是病邪耗伤营血，损伤脉络的标志。贾英杰教授认为肺癌咯血有虚实之别，虚证多责之"气虚"，实证多责之"火盛"，然临证以实证多见。叶天士《温热论》："入血就恐耗血动血，直须凉血散血。"贾英杰教授参叶氏之学，化裁发挥，认为火热之邪内陷营血，火热灼络，脉道受热而溃瘘，故见咯血，多起病急，病程短，病情变化迅速，临床常见咯血或痰中带血色鲜红，口干口渴，口气臭秽，大便秘结，舌红苔黄，脉数等症状，治疗当先凉血止血，常用白茅根、仙鹤草、茜草、生地黄、玄参等，此时切勿急急收涩止血，以防火热弛张更伤血络。"气虚"咯血多见于血分证后期，因邪势不减，正气先溃所致，此时症见虽热不甚，咯血量少但迁延日久，血色晦暗质稀薄，可兼见虚寒之象，如肢冷畏凉，喜暖，口淡，好静恶动，心悸气短，乏力倦怠，小便清长，大便溏泄或下利清谷，面色青白，舌质淡（或淡胖）边有齿痕，脉沉迟或虚等，治疗当以培补中土，固护本元为主，可选归脾汤加减，气摄则血止。此外，血证用药应忌用刚燥之品，当以麦冬、生地黄、玄参、玉竹、石斛等以柔之。血止之后用养血柔血之当归、白芍以安抚血分，防止复发。

三、温病思想贯临床，顾护津液存生机

温病学派重视"存津液"思想，在治疗上强调时时顾护津液。王孟英《温热经纬·内经伏气湿热篇》有云："留得一分津液，便有一分生机。"又察吴瑭《温病条辨·中焦篇》之言"正气日虚一日，阴津日耗一日，须加意防护其阴，不可稍有鲁莽""欲复其阴，非甘凉不可"。因此，贾英杰教授认为温病之精华在于"存津液"，并以养阴生津为治则。肺为金体，其质轻清，最惧火刑，赖肺中津液润养其体，若被火刑，则肺叶焦举，津液耗损，而致阴虚火动之象。受之启发，贾英杰教授在论治肺癌时强调"重津液"思维，参吴鞠通"以补阴之品为退热之用"之言，尤其是针对癌性发热和放

疗的患者，突出"壮水之主，以制阳光"，补水以救火，选用甘寒质润之品，如麦冬、沙参等以养阴清肺，透阴分之热多选青蒿、银柴胡、胡黄连之类，并配伍育阴清热之玄参、牡丹皮、地骨皮之属以清热凉血为度。在论治放疗期的肺癌患者时，强调放疗为热毒之邪，热毒最易伤阴津，水乏则火旺，火旺反侮水则水愈乏，泻火即是救水，补水即是防火克金太过。临床上常用生地黄、沙参、玄参、麦冬、天冬、知母、石斛、芦根、茅根、白芍、天花粉、玉竹等清热生津，以防治放射性肺炎。临证时少用滋腻碍脾之味，如熟地黄、阿胶等，以防阻碍邪热透达之机，但苦寒清泄之剂多败胃伤中，应中病即止，以免正气更虚。

　　贾英杰教授辨治肺癌，遥承温病之辨证思路，参三焦辨证与卫气营血辨证之法，在虚实辨治基础上，据其症状和传变特点分上焦、中焦、下焦三阶段，总不离调畅气血，疏利三焦，以复肺之宣发肃降之能。同时，尤重中焦脾胃，并善调燮气机之升降，顺应肺为娇脏特点，"存津液"而培土生金有源。总达气机顺舒、癌浊清泄之目的。

（王晓群　廖冬颖）

第三节　病证结合于一体，标本同治共建功

　　贾英杰教授辨治肺癌执简驭繁，把握"癌浊"病机概念证要，纵向病证结合揆度疾病全程发展规律而晓正邪变化，横向病症结合把握疾病所处某一特定阶段的具体情况而标本分治。"病-证-症"三者相互补充，辨证施治，权衡攻补，有的放矢，临证颇具效验。贾英杰教授根据机体的邪正盛衰情况，权衡标本缓急侧重，活用攻

补，标本同治，以期祛邪而不伤正的同时，提高患者生活质量、改善症状，延长患者生存期。

贾英杰教授治疗恶性肿瘤时，注重正确处理其治疗过程中的五大关系，其中就有标本的关系和辨证与辨病的关系。五大关系包括：第一，整体与局部的关系，注重改善人体内环境，兼顾局部病灶增加抗肿瘤疗效。第二，扶正与祛邪的关系，注重权衡扶正与祛邪的力度，主张"始终扶正，时时攻邪，以益气为第一要务"。第三，辨证与辨病的关系，既重视疾病的一般规律性，又兼顾个体的特殊性。第四，治标与治本的关系，注重中医药与放疗、化疗等治疗手段的有机结合，准确掌握辨治节点，分清侧重，标本兼治。第五，根治与姑息的关系，提倡"带瘤生存"理念，注重发挥中医药姑息治疗优势，创"立体疗法"治疗恶性肿瘤及其并发症。

一、病证结合审肿瘤全程

"证"，即证候，是疾病发展过程中某一阶段所出现若干症状的概括。"病"，是对疾病全过程特点与规律概括。辨病有利于从疾病的全过程、特征上认识疾病的本质，辨证则重在从疾病当前的表现中判断病变的位置与性质。辨病与辨证相结合，是既重视疾病的基本矛盾，又抓住疾病当前的主要矛盾。因此，对于肿瘤这一类疾病，病因复杂、病程漫长，单纯辨证很容易犯"盲人摸象"的错误。辨病论治着眼于贯穿疾病全过程的基本矛盾，因此它与辨证论治法相结合，必然会取得更大成效。在辨病的基础上进行辨证，这样证从病出，病随证立，病证结合，得心应手。

贾英杰教授指出治疗肺癌应识病在识证之先，辨病以纵向把握疾病的发展趋势和转归，辨证以横向了解患者最痛苦的症状，病证结合的基础上选方用药。在肺癌治疗中根据疾病分期"权衡邪正，活用攻补"，掌握攻补尺度，维持机体阴阳平衡。例如贾英杰教授在辨治肺癌导致的恶性胸腔积液时就很好地体现了这一特点。肺癌恶性胸腔积液归属为中医的"悬饮"范畴，其发病原因，贾英杰教授认为癌浊滞于体内，损伤正气，脏腑功能失调，致气血津液运行不利，导致痰浊瘀毒聚结，邪留胸胁，阻滞三焦，水饮积结，发为胸腔积液，辨胸腔积液病机属于"痰瘀互结，脾虚湿盛"。病证结合，根据肺癌全身属虚、局部属实的疾病特点，对证施治，治以化瘀散浊，宽胸化痰，健脾利水，方用小陷胸汤合葶苈汤作为肺癌常用方的基础上加五苓散化裁，疗效显著。

　　贾英杰教授在病证结合的基础上，指出在中西医结合防治肺癌方面，中医应以整体观与辨证论治为主，注重肺癌对全身造成的影响，治疗则强调培植本元、调燮阴阳；西医治疗肿瘤则以疾病本身为主，注重疾病的分期、病理和治疗，注重疾病带来的痛苦症状，治疗则强调杀死肿瘤细胞，调节免疫功能，抑制肿瘤。在肿瘤的防治中要加强两者的结合，使两者在肿瘤的临床诊疗中达到疗效最大化。

二、标本同治解缓急之苦

　　治标与治本的论述最早见于《素问·标本病传论》："谨察间甚，以意调之，间者并行，甚者独行。"就是说凡疾病表现在标本俱急的情况下，必须标本同治，以及标急则治标，本急则治本的原则。换而言之，标本是指疾病的主次本末和病情轻重缓总的情况。一般认为，标是疾病表现于临床的现象和所出现的证候；本是疾病发生的病机，即疾病的本质，或者相对地指先病的脏腑及其病理表现。故《素问·标本病传论》云："知标本者，万举万当；不知标本，是谓妄行。"说明疾病是千变万化，错综复杂的，但只要明确标与本的关系，施以正确的治疗，就能收到理想的疗效。标本范围广泛，所以需灵活运用，如：正气为本，病邪为标；病因为本，症象为标；先病为本，后病为标；病在内者为本，病在外者为标。病的变化虽多，总不出"标本"两字的范围。如因脾虚而气滞，出现胸腹胀满、不思饮食等症，治宜健脾益气治其本配合理气消滞治其标。再如肾阴虚，虚火上炎出现咽痛，口舌生疮糜烂等症，肾阴虚为本，虚火上炎为标，治宜滋阴治其本配合清虚火治其标。

贾英杰教授根据患者的标本缓急，采用"急则治标，缓则治本"的原则，科学地调整治标与治本的药物比重，使患者的痛苦得到了极大的缓解，提高了患者的生存质量，而且预后也得到了很大改善。

恶性肿瘤的病因病机总属本虚标实，如瘤块、瘀血、热毒等均为标实的病理特征，而乏力、消瘦等均为本虚之征。随着病情进展或治疗阶段的不同，标本之间的主要矛盾与次要矛盾也在不断变化。治标本需辨缓急，贾英杰教授强调关键需掌握辨治节点，根据病情反馈，判断治疗的不同阶段，采取相应的治法方药。如治疗围手术期肺癌，手术有损元气，围手术期患者需要培本为主，兼顾治标，争取为手术提供良好的身体状态，并促进术后恢复。

手术前——大补中气，切勿攻伐。手术是早期肺癌主要手段，但术后机体气血损耗，加之饮食不当，或情志因素，易伤脾胃，故临床上肿瘤术后患者常见纳差、腹胀、便秘或大便溏泄等症状。贾英杰教授认为手术大伤元气，易使真气外散。因此术前应掌握攻补法度，"补气为主，理气为辅，切勿攻伐"。患者术前，常重用参芪之品以大补中气，稍佐理气药如枳壳、厚朴之属，使气旺而不滞，以期截断手术对机体造成的损伤。

化疗前——斡旋中州，顾护胃气。化疗药物属"药毒"之邪，化疗初期，药毒直中脾胃，表现为：恶心，呕吐，腹胀，纳呆，口腔糜烂等脾胃虚弱证。贾英杰教授常说"此时须攻补有度,避其锋芒,治取中焦,补中可旁及四维"。因此,在化疗前,贾英杰教授常用健脾益气、和胃消导法,方用五味异功散加鸡内金、焦山楂、檀香、砂仁等,"健脾""醒脾""和胃""消导"同行,以斡旋中州,顾护胃气,减轻化疗所致骨髓抑制等毒性反应。

放疗前——顾护胃津,补水救火。中医学认为,放射线是一种具有"火热"性质的毒邪,热毒侵袭机体,耗伤脾胃之阴。放疗初期,即可劫夺照射部位之津液,呈现热毒炽盛、阴津耗伤之证。肺癌放疗初期表现为:干咳少痰或痰少而黏,口干欲饮,咽干鼻燥,口腔糜烂,局部皮肤红肿热痛等一派"有余于火,不足于水"的征象,贾英杰教授谓"肺癌放疗犹如金受火刑,救阴为正要,救火莫过于水足,如若不然则为杯水车薪,水难救火",因此在放疗前,贾英杰教授常用甘寒生津法,常用沙参麦冬汤补益肺胃之阴。脾胃为气血生化之源,津血同源,求津必求于脾胃,水足则热清,何虑火热来犯。

标本兼治的典范就是贾英杰教授提出的"通补法"治疗肺癌,通补并用,寓补于通,通于补之上,以通为主,是通滞和扶正、补益气血相结合的一种治法。贾英杰教授常道肺癌肺虚为本,癌浊为标,病位在肺,浊包括湿浊、痰浊、瘀浊、毒浊。湿性黏滞,常裹挟他邪,故去湿浊尤为重要。肺癌患者湿浊主要来源于肺气虚弱,肺气宣降失司,水液代谢失调,湿浊内阻,通道阻滞,湿浊愈盛且与邪气胶着蕴结,恶性循环。故通补关键在于宣降肺气,黜浊解毒,给邪以出路,气血周流全身,使补而不滞,通蕴于补,使瘀散、浊消、毒祛、正复。通、补时各有侧重,补而不壅,通不伤正,根据症状、舌脉、治疗阶段,辨别本虚标实偏盛度以指导通、补法。正虚为主,常见舌质淡,苔薄白或少苔或无苔,脉多沉细无力,或虚大无力，大便溏或大便乏力。"补"为主，兼以通，健脾和胃、疏利三焦，益气佐以行气、养血佐以活血，阳中求阴、阴中求阳，动静结合，非补药堆砌之峻补、壅补，兼予通滞。标实为主，包括气滞、湿浊、痰浊、血瘀。常见舌质红或暗红或紫暗有瘀斑，苔白或黄或厚腻或燥，脉沉弦或数或滑，大便干结或时溏时结或黏滞不爽。"通"为主，兼以补，清理源头，将堵塞之癌毒合力清解，并疏通壅塞通道，即祛无形之邪——郁滞、郁热，祛有形之邪——致病因素与病理产物恶性循环而胶着蕴结而产生的癌浊，兼予培本。

　　总之，治本是目的，治标是手段，标本同治是两者的综合，临床上疾病错综复杂，千变万化。贾英杰教授提出，只有深入理解中医四诊，明确疾病的标本，制定正确的治疗方案，方可取得较好的疗效。

（孔凡铭　张豆）

第三章　肺癌临证精粹

　　贾英杰教授汲岐黄之智，参李东垣与朱丹溪之识，知肺为五脏之华盖，朝百脉而主治节，尤重中焦脾胃健运与三焦疏利畅达在肺癌中的重要作用。"治取中州"以化生优质气血令肺之化源不绝，复脉阴津以顺应肺之生理职能而因势利导；通腑泄浊以祛肺浊自表里脏腑而出，斡旋气机以合肺清虚主气之用。临证之要，恢复其生理之用，遏制其病理之变是为正治，故能理法合和、因人制宜，施药效验之于临证。

第一节　治取中州化气血，健脾复脉补阴津

肺癌临证时，贾英杰教授强调"善治病者，尤在调理脾胃"的理念，并提出"治取中州"的学术观点。顾护中州，旺气消浊以截断癌浊生成之源，恢复脾胃升清降浊之职；健脾和胃化生优质气血送达相关脏腑，令戊己土与庚辛金子母相生，令肺之化源绵绵不绝。脾升胃降如常协同肺主气宣降之职，同时发挥"脾气散精，上归于肺"之濡润肺津功能，进而恢复"肺朝百脉""主治节"之用。

一、健运中州，旺气磨积消浊

明代李中梓《医宗必读·积聚》道："积之成也，正气不足，而后邪气居之。"在肺癌疾病发展过程中，肺气虚衰是形成肺癌的基础，肺气不足，全身之气运行无力，以至病邪亢盛，气滞血瘀浊聚，化热入里日久酿毒，渐成癌浊，发为肺癌。《医门法律·肺痈肺痿门》载："人身之气，禀命于肺，肺气清肃，则周身之气莫不服从而顺行。肺气壅浊，则周身之气易致横逆而犯上。"因此，肺癌之病虚、浊、毒、瘀贯穿始终，且机体内正气与癌浊的胜负决定了肿瘤的预后。《景岳全书·杂症谟》亦云："气之为用，无所不至，一有不调，则无所不病。"故培本当先旺气调气。因此，贾英杰教授强调"旺气磨积"理论，意在养正积自除，除积正自复。旺气当以益气为基础配合扶阳、益阴等法，益损宜正，升清降浊，调畅气血，则补而不滞，使肺气得复而奋起攻邪，恢复机体气血阴阳的动态平衡，以此逐渐消磨积聚。肺之宣降功能需要脾胃升降以协同，共同发挥调摄气机、润泽机体的作用，肺癌诊治当不忘中焦，脾升胃降是三焦通畅的关键，顾护脾胃是贾英杰教授"培本"思想的重点，养正

方可消积，正气亏虚之时，即便投以大量散结消癥药物也如同隔靴搔痒，收效甚微。

癌浊自上焦损及中焦脾胃多可见患者神疲、乏力、食欲不振等，或因肿瘤患者情志抑郁焦虑，肝气不疏，木郁乘土，亦可兼见脾胃亏虚诸症。故在治疗前后多强调顾护中焦，先安未受邪之地，遣方用药，常以黄芪、太子参、白术、茯苓、陈皮等健脾益胃，以滋后天之本。强调治疗前后应少用攻伐之品，补益中焦之时不喜过用滋腻碍胃之品，多辅以芳香化浊之类，如砂仁、佩兰、豆蔻等醒脾和胃，但求徐徐补之，细水长流。若药石伤中，多可致中焦气机升降失调，常予健脾益胃中辅以理气之药，如陈皮、莱菔子、枳实、半夏、木香等斡旋中焦，助优质气血补养周身。王洪绪提出："肿瘤盘踞于机体，若双方势均力敌，则需生黄芪托毒外出之品打破僵局。"肿瘤中晚期，或手术及放、化疗前后，正气已亏，当益气调中，健脾和胃，斡旋中州，扶正培本。重用生黄芪基础上，常配伍党参、太子参之类补气之药同用以补益大气。对于极虚羸瘦者，单用补气温阳难以获效，唐容川在《血证论·阴阳水火气血论》中提到："一阳生于水中，而为生气之根。"以黄芪生脉散化裁以求"阴中求阳"之意，常获良效；黄芪配伍清热解毒及软坚散结之属，以防苦寒败胃之弊，使益气攻积不伤正；配伍川芎、当归、郁金、姜黄等理气活血化瘀之品，以助气行血。贾英杰教授强调，辨治肺癌健运脾胃的同时当"芳香化浊"，以芳化及运化贯穿始终，意在复脾胃升降之机以贯通三焦。

二、培植中州，化生优质气血

《素问·灵兰秘典论》载："脾胃者，仓廪之官，五味出焉。"脾胃强者则运化功能健全，水谷精微得以输布，五脏六腑得以濡养，脾胃虚弱者运化功能失司，水谷不化反成糟粕，影响气血津液正常输布，癌浊内生进一步加重虚弱之候，形成恶性循环。《医碥·杂症之五脏生克说》提及"饮食入胃，脾为营运其精英之气，虽曰周布诸脏，实先上输于肺，肺先受其益，是为脾土生肺金"。优质水谷精微的化生与输布对肺癌患者至关重要，胸中宗气有赖于水谷精微的滋养。但肿瘤中后期本虚之象显现，又加之手术及放、化疗攻伐正气，药毒蓄积败胃，大气虚衰，不足以抗邪，病情将迅速恶化。故扶正运化中焦，化生优质气血，是肺癌辨治的重要环节。《灵枢·邪客》云："营气者，泌其津液，注之于脉，化以为血。"《灵枢·痈疽》云："中焦出气如露，上注溪谷而渗孙脉，津液和调，变化而赤为血。"贾英杰教授亦强调："我们治疗癌症的落脚点是健脾和胃化生优质气血，通过经脉或血脉将优质气血送达相关脏腑，协助患者有质量的长期生存。"脾胃为后天之本，气血生化之源，故在健运中焦的基础上佐以当归、熟地等益气生血之品。《石室秘录·正医法》云："治肺之法，正治甚难，当转治以脾，脾气有养，则土自生金。"遣方用药首推黄芪为君，提倡以重剂黄芪直入中土，补虚而不恋邪，可配伍益气温阳、滋阴养血之品以令气血渐复而调畅。

脾胃之用以气机升降调顺为要，临证亦需以豆蔻、砂仁、神曲等芳香化浊、理气醒脾之属调动脾胃气机，调燮中州。气短不足以吸，神疲乏力，纳差等症可缓解，气血化生有源，大气运行可循其常道，即便不用补药，亦可达到扶正消积的目的。治疗上为避免理气重剂更伤中气，药用补中益气之品配伍木香、香附、厚朴、陈皮、半夏、砂仁、神曲通理中州；肺癌患者癌浊日久致大气大伤者，应扶正为主，理气为辅，此时不可妄投理气重剂，当以小剂量陈皮、砂仁、焦三仙等调动气机，进而推动脾胃运化之功。

三、调燮中州，益肺脉滋肺津

《素问·经脉别论》云："饮入于胃，游溢精气，上输于脾；脾气散精，上归于肺，通调水通，下输膀胱；水精四布，五经并行，合于四时五脏阴阳，揆度以为常也。"对于脾胃气虚，生化乏源，水谷精微不得荣养于肺者，贾英杰教授强调当运用甘寒生津之品以滋养肺之津、复利肺之脉。陈修园云："存津液，是真诠。"津血共出中焦，若中焦亏馁，则津无所生而气血生化无源。"存津液"之法，在一补一固，黜浊当急下存阴，以防癌浊与燥热互结为患而耗伤真阴；培本补用酸甘化阴与甘润生津，以补耗损之津液，津液存则真阴得固，诸法同用，优质气血得生。浊蓄积日久，胶着难化，气机涩滞不通，非峻猛药不能，然一味攻邪，恐有耗气伤津损正之弊，治以承气辈急下存阴、通腑泄浊之法，尤取大黄斩关夺门、勘定混乱之能，以推陈致新、荡涤癌浊腐蚀之恶血，使肺实证自肠腑而出，既为津液输布畅通道路，又除癌浊腑热煎熬津液之祸，津液得固。临证注意不可久服，中病即止，常以大黄，佐太子参 30g，使旧血去、新津生。常用黄芪、党参、茯苓、白术等调中培本，黄芪定中州而厚土气，实脾益肺又兼生津养血，常以黄芪配伍知母、天花粉、芦根、白茅根，使水之上源充盈，云行雨施；或加五味子敛肺滋肾，使水之下源密固；或配伍生地黄、石斛、沙参、麦冬等阴阳互求之品，使水之中源津气化生绵绵不绝，滋养于肺而不致亡失也。

贾英杰教授临证常将中州不利视为癌浊形成的关键因素，培植本元是肺癌治疗基本原则，临证中着重"治取中州"，一者，健运中州恢复脾胃升清降浊之能，截断中焦生浊之源，恢复肺"主治节"之能，旺气磨积以消癌浊；二者，培植中州以化生优质气血，将优质气血送达相关脏腑，后天之本存则生机现；三者，调燮中州益肺脉而滋肺津，以恢复"脾气散精，上输于肺"之能。综上，善治肺者，尤重"治取中州"之法。

（张鹤　李丰丞）

第二节　通腑泄浊清金热，斡旋升降肃金气

肺癌临证常以虚实为界，然总不外乎泄金之浊，肃金之气。尤以"黜浊五法"中的通腑泄浊之法为常用，导肺金之浊于肠腑而出。针对癌浊之伏藏性、恶耗性、胶结性、流注性，遣方施药原则有四，即早用、重用、众用、专用；斡旋金气以降肺为主，辅以理气化痰之品，法"欲求南风，须开北牖"之理，合"一窍通，诸窍皆通，大关通而百关尽通"之意，以气机调达、启闭有度为矩。

一、开北牖欲求南风，通肠腑以泄金浊

《素问·五脏生成》云"诸气者，皆属于肺"及《素问·六节藏象论》云"肺者，气之本"，人身唯气，通天地一气耳，升降出入乃为常。"欲求南风，须开北牖"是明代温病学家吴又可用于治疫的独特思想。攻逐病邪之际必将由人身诸窍而出，口鼻、腠理、二阴亦如是也，可谓"一窍通，诸窍皆通，大关通而百关尽通"，吴又可格外重视下法以通塞气。肺癌患者气塞闭为先，甚而气闭表里相传，至脏腑阳明则里气壅塞，故贾英杰教授临证机圆法活，基于"肺与大肠相表里"理论，巧融"欲求南风，须开北牖"之法运用于肺癌治疗，通塞气以通脏腑、通塞气以通上下，多获良效。

《灵枢·经脉》载："肺手太阴之脉，起于中焦，下络大肠，还循胃口，上膈属肺。""大肠手阳明之脉……下入缺盆，络肺，下膈，

属大肠。"《灵枢·本输》云："肺合大肠，大肠者，传道之府"。肺与大肠以经络系统为沟通基础，肺属太阴，大肠属阳明，一阴一阳，一表一里。《医旨绪余·人身内景说》云："肺色白，故大肠为白肠，主传送浊秽之气下行，而不使上干于心肺，所谓传泻行道之腑也。"生理上，肺主宣发，大肠得以濡润之津液，肺主肃降，大肠得以传导之动力，则水道通调，大肠不致燥气太过而便秘，犹如"河道不枯，舟能行之"，大便自然畅通无阻，顺利而下。大肠传导功能正常，则腑气通畅，气机调达，启闭有度，亦有利于肺气的宣降。

《素问·经脉别论》曰："肺咳不已，则大肠受之。"《石室秘录·腑治法》有云："大便闭结者，人以为大肠燥甚，谁知是肺气燥乎? 肺燥则清肃之气不能下行于大肠，而肾经之水仅足以自顾，又何能旁流以润溪涧哉。"《黄帝内经灵枢集注·卷五》曰："大肠为肺之腑而主大便，邪痹于大肠，故上则为气喘争。故大肠之病，亦能上逆而反遗于肺。"病理上，魄门为肺气下通之门户，若肺失宣肃之令，则"肺病生而流于大肠"，而导致肠燥津亏，大便干燥难行，或大肠传导失常，阳明腑实，燥屎内结，腑气不通，气机上逆乘肺，影响肺之宣降，则会出现便秘腹满而喘咳等证。由此可见，肺与大肠的表里关系以气机升降为功能基础，大肠传导功能的维持有赖于肺气的宣发肃降，肺气宣降协调也要依赖于大肠传导功能，两者相互影响，互为因果，形成了一种密不可分的依赖关系。

肺积已成，阻滞气机，宣肃失衡，必然影响大肠排浊功能，使肠道浊毒不能排出，腑气不畅，浊毒胶结进一步阻碍气机升降，浊毒上逆于肺，加重肺部宣发肃降功能失司，则咳喘不止。贾英杰教授临证发现，肺癌早中期常出现实热证，使肺热不得随涕而宣泄；体表无汗外窍闭，使肺热不得发越而解除；热移大肠下窍闭，使痰热不得下出而内伏，终致肺失宣降，痰热闭肺。根据肺与大肠相表里、通大肠降肺气的理论，运用通腑宣肺法治疗，通下糟粕，疏理肺气，喘息自平。现代研究也表明，通腑宣肺法可使胃肠道积气排出体外，减少肠管充气，使肠道气体压力下降，利于肺中气体经血循环而向肠道弥散，间接地改善肺循环，从而宣利肺气。

二、黜浊五法截浊势，用药四则抑浊性

《灵枢·五乱》："清浊相干，乱于胸中，是谓大悗。"肺体本为清虚之脏，易受浊扰，若清浊相干，则发为病，故祛浊为肺病之主要治则。"癌浊"既是机体代谢废物蓄积化生的恶性病理产物，也是严重损害人体脏腑经络的致病因素。针对癌浊之伏藏性、恶耗性、胶结性、流注性的病理特点，以"截浊来路、给浊出路"为罢黜癌浊的基本思想，尤以"黜浊五法"中的通腑泄浊之法为常用，解毒清浊和芳香化浊之法次之，结合病证适时辅以化瘀散浊、淡渗利浊之法，五法配合方能奏黜浊之效；遣方可遵循"早用""重用""众用""专用"四个原则，乃能胜邪。

（一）黜浊五法在肺癌中的运用

通腑泄浊为治疗肺癌之要法。《景岳全书·传忠录》载："二便为一身之门户，无论内伤外感，皆当察此，以辨其寒热虚实。"贾英杰教授常强调"大便乃脏腑之信使"，六腑以通为用，大便通则六腑通，六腑通则气机畅。癌浊聚于上焦，肺失宣降则腑气不通，大便不畅；放化疗后期癌浊弥漫、邪毒炽盛，气血亏耗则无力排便，大便不通，则癌浊无出路而易内陷，长此以往变证丛生。临证用药中多以肃肺通腑之药为主，辅以理气化痰之品。对于肺癌咳喘哮鸣，声高气促，胸脘憋闷，痰声辘辘，痰色黄质黏稠，舌质暗，舌苔黄腻，脉象滑数等，且兼有便秘的患者，处方在《千金》苇茎汤合小

陷胸汤基础上，通过组方中加用大黄、黄芩、莱菔子等行气通腑泄热之品治疗以保持患者大便通畅，这样既可顺达大肠之通降，清泻肺之痰热，阻遏之肺气亦能随之而平。此外，肺癌患者往往存在不同程度的微循环障碍，血液呈现浓、黏、聚的特点，支气管黏膜常充血、水肿，腺体分泌增加，以及渗出物阻塞气道，甚至形成黏液栓。血瘀包括了血的运行不畅，也包括了微循环障碍、炎症细胞聚集、炎症介质的释放、组织器官的损害等病理变化。故临床常选用通腑祛瘀药物，如大黄、瓜蒌仁、桃仁等攻逐瘀结，润肠通腑。"病在上，取之下"，运用通腑法泄利大肠，可使壅阻于肺部的痰瘀等病理产物从下而去，邪热从下而泄，郁闭肺脏病邪得以解除，从而有利于肺气宣发肃降功能的恢复。贾英杰教授强调通腑注意立足于"通"而不是"攻"，处方用药中通腑药与理气、祛痰药同用，不仅促进相互间作用，而且能减轻通腑药物攻伐之性。朱丹溪有云："善治痰者，不治痰而治气。"故处方用药时贾英杰教授认为还应注重疏通气机，常配伍苏子、葶苈子、陈皮等理气泻肺平喘之药；或将枳壳与桔梗配伍，枳壳用量往往大于桔梗，并佐以姜黄、大黄，以治疗肺癌所致胸中胀满不通，桔梗宣肺气、枳壳降肠气，上下相通，升降相衡，以通达胸中之气机。

通腑泄浊之要药非大黄莫属，大黄一物斩关夺门为将军，集通腑泄浊、解毒祛瘀于一身，为贾英杰教授所喜用。大黄苦寒，《神农本草经》谓其"荡涤肠胃，推陈致新，通利水谷，调中化食，安和五脏"。根据癌浊的轻重、大便的溏结、正气的强弱三方面综合考虑是否使用大黄，以及如何合理把握大黄的用量。贾英杰教授巧用大黄主要有以下两种情况：①缓下，温病有"下不嫌早"之说，当患者有癌浊证、大便微结或正常，且正虚不甚时，则在方中稍佐大黄，常加大黄5g，取"缓下"之意，徐徐荡下癌浊，时时清理门户，防止瘀热鸱张；②峻下，当癌浊甚、燥屎内结且正虚不甚，则果断使用大黄，急下以截断传变，最多可用至60g，以去菀陈莝，将癌浊、燥屎一并泻下。临证运用大黄剂量不同大黄功效不同，小剂量缓中补虚，故缓下瘀血、通腑气常用3~5g，中剂量泄热去湿泻浊，故荡下湿热常用10~30g，大剂量急下通腑，故峻下瘀血、燥屎常用30~90g。若肺癌患者久病体虚，则常配伍黄芪，黄芪甘温，益气健脾，主升。在肿瘤的治疗中重剂黄芪能起沉疴。大黄苦寒，泻下解毒逐瘀，主降。两者配伍，一甘一苦，一温一寒，一升一降，一补一攻，祛邪不伤正，扶正不留邪，攻补兼施，体现黜浊培本的基本思想。若患者久病入络，见正虚血瘀之象，则常配伍郁金、姜黄，郁金性寒，姜黄性温，二者寒温相配，又均有活血祛瘀的作用，大黄亦可"主下瘀血"，又可化血中浊气，三药相配可增强通腑泄浊、解毒祛瘀之功。

解毒清浊与化瘀散浊之法为辨治肺癌所必需，"疮坚之下，必有伏阳"，肺本为娇脏，癌浊夹毒瘀亦化热生变，故知晓相传，先证而治。《金匮要略心典·百合狐惑阴阳毒病脉证治》所言："毒，邪气蕴结不解之谓。"故临证常以有白花蛇舌草、半枝莲、半边莲、重楼、天葵子、漏芦、猫爪草等具有解毒功效之品以攻伐癌浊。临证亦多用桃红四物汤加减，桃仁、红花加强活血化瘀之效，四物汤养血和血，改善营血瘀滞之证。化瘀散浊药用量宜轻灵，多选药力轻柔之品，如郁金、姜黄、当归、川芎、玫瑰花、八月札等行气化瘀；王不留行、莪术、三棱、猫爪草、夏枯草等化瘀软坚。截断思想是谨守"治未病"之要义，不但要从有处着眼，也要从无处揣度，先证而治，切勿待癌浊已成，方知黜浊、解毒、祛瘀之要，不做渴而穿井、斗而铸锥之事，实乃上工。

芳香化浊法在肺癌围化疗期胃肠功能障碍治疗中可充分发挥主

导优势作用，化疗前常用五味异功散加鸡内金、檀香、砂仁等以芳香化浊，和胃消导；化疗后脾虚难化，食积不化，此时宜消胀除满，祛食积而醒脾胃，常用大腹皮、山楂、神曲、鸡内金、砂仁、半夏等芳香醒脾，调燮中州；香附、乌药、柴胡以和解枢机，芳香行气；三花饮（玫瑰花、代代花、佛手花）以芳香解郁，行气止痛。中州气机畅达，则升降有序，癌浊自除，优质气血得以化生，则可截断癌浊伤中之势。淡渗利浊之法常用于肺癌中晚期，癌浊性恶耗，在肺癌中晚期多损及脾肾，败坏脏腑，耗伤气血，升降开合失常，当藏不藏，当泻不泻，津液不摄而漏出，"浊邪"不泻而滞留。浊蓄下焦则见小便不利、下肢水肿；"浊邪"停于中焦，又可以影响水液的代谢，水液代谢障碍则多以恶性胸腹水、水肿、癃闭或上腔静脉综合征等多见。《灵枢·标本论》载"大小便不利，无问标本，先利大小便""在下者，引而竭之，亦是先利小便也"。因此，淡渗之法是通利小便、给浊出路的基本法则。

（二）用药四则

1. 早用

因癌浊具有隐匿性，沉伏体内，症状轻微，早期不易发觉，隐匿潜藏，成为"伏浊"，伺机而发，常始于微而成于著，有一个氤氲、弥漫到鸱张的过程，一旦发作，癌浊流窜，诸症蜂起。贾英杰教授强调尽早运用黜浊之药，清扫癌巢，以防癌浊深入而生它变。

2. 重用

重用乃针对"药力"和"药量"两方面而言。癌浊一旦肆虐，如虎如狼。医者用消癌解毒药，一见不效，便疑其法，随即改弦易辙，殊不知是"病重药轻"之故也。虽有云轻可去实，然于癌浊则不可也，必"大刀阔斧""药重于病"方可截断癌浊。肺主皮毛，卫气之分，癌浊弥漫之时，务必把好气分关，以防内传营血，临证多用五味消毒饮、消岩汤加减化裁以清解气分邪浊，并酌情佐以赤芍、牡丹皮等游走血分之品安抚营血；癌浊鸱张营血之时，法当透热转气临证多用清营汤、青蒿鳖甲汤以透散在营之邪，配以犀角地黄汤等凉血散血之品。

3. 众用

古所谓有制之师不畏多，无制之师少亦乱。贾英杰教授谓"众用为中医药多靶点治疗癌症的手段之一"，众用黜浊消癌之药，一者使药力更猛烈，二者避免了单味药重用的毒副作用。在使用消癌解毒药时，贾英杰教授肺癌常用葶苈大枣泻肺汤等泄浊之方，或者以"药对"形式增强抗癌之力，如铁包金与蛇六谷。铁包金镇咳祛痰之功显著，蛇六谷行瘀散积之功效佳，两药相合清热解毒之余，可化痰散结消癥。

4. 专用

徐灵胎强调"欲治病者，必先识病之名……一病必有主方，一方必有主药"。肺癌患者病因病机复杂，因此不但重视辨证亦重视辨病，不同的恶性肿瘤其发展方向不一，应选择不同的消癌解毒药物。贾英杰教授谓"专用即在中医引经理论指导下的靶向治疗"，组方时贾英杰教授必佐一两味专药或专方，直捣病巢，如肺癌中用《千金》苇茎汤引药入肺及取专用之意。

综上，"截断来路，给浊出路"是辨治肺癌的重要思想，以其顺应癌浊病机特性的，根据病情进展因势利导。其中，寓"欲求南风，须开北牖"于其中，肺癌临证尤以"黜浊五法"中的通腑泄浊之法为常用，解毒清浊和芳香化浊之法次之，结合病证适时辅以化瘀散浊、淡渗利浊之法，斡旋气机于始终。针对癌浊伏藏、恶耗、胶结、流注四性，前方施药以早用、众用、专用、重用四则，逐个击溃，谨守"时时祛邪，始终扶正，以平为期"的理念，以达病去正安之机。

（易丹　徐倩）

第四章　肺癌用药特色

第一节　肺癌临证常用中药

肺癌临证用药当谨守"癌浊"病机，"病-证-症"结合，根据患者个体差异而灵活巧用，精良配伍。结合贾英杰教授临证经验，肺癌特点和中药之功效，将具有肃降肺气、宽胸涤痰散结之功效的药物归为降气化痰类；具有理气活血、通络化瘀之功效的药物归为理气活络类；具有解毒清浊、宣肺清热之功效的药物归为清肺解毒类；具有活血消癥、软坚散结之功效的中药归为软坚散结类；具有补益气血、培补元气之功效的药物归为补益气血类；具有养阴生津、凉润滋胃之功效的药物归为养阴润肺类；具有理气和胃、健脾利湿之功效的药物归为健脾和胃类；具有泻下通便、润肠除满之功效的药物归为通腑泄浊类。现详细总结如下。

一、降气化痰类中药

此类药物多味苦，归肺经。以宽胸散结、肃降肺气为主，兼理气化痰，以发挥降肺气、涤痰浊之功用。《素问·至真要大论》云：

"诸气膹郁，皆属于肺。"肺宣发肃降，使浊气外出，清气内布，将水谷精微上达头面、外达皮毛肌腠、下达各个脏腑经络。肺主一身之气机，若肺失宣降，就会出现咳、痰、喘、满等症状。贾英杰教授认为，肺癌属"毒根深藏"，故需以苦泻之。

（一）瓜蒌

瓜蒌为葫芦科植物栝楼或双边栝楼的干燥成熟果实。味甘、微苦，性寒，归肺、胃、大肠经。具有清热涤痰、宽胸散结、润燥滑肠等功效。常用于治疗肺热咳嗽、痰浊黄稠、胸痹心痛、结胸痞满、肺痈和大便秘结等症。贾英杰教授多将此药用于具有咳嗽咳痰、胸闷喘憋等症状，证属痰浊壅盛、肺气郁闭的肺癌患者，且该药具有一定的润肠功效，可导肺中痰浊自大便而出。若治痰热结胸，胸膈痞满，按之则痛者，则配黄芩、半夏，取法小陷胸汤，易黄连为黄芩，增加清肺热之力，瓜蒌常用剂量为30g。

（二）冬瓜子

冬瓜子为冬瓜的干燥成熟种子。味甘，性寒，归肺、脾、小肠经。具有清肺、化痰、排脓等功效。常用于治疗肺热咳嗽、肺痈、肠痈等症。贾英杰教授认为冬瓜子清肃肺气，化痰利湿排脓，兼有润肠之功，尤善治疗咳嗽咳痰、喘憋等肺气郁闭、痰浊壅盛的肺癌，具有利湿排脓，清上彻下之功。常配伍苇茎、薏苡仁、桃仁而成《千金》苇茎汤之方以作为肺癌实证阶段的基础方之一，常用剂量为15~30g。

（三）百部

百部为百部科植物蔓生百部、直立百部或对叶百部等的块根。味甘、苦，性微温，归肺经。具有润肺下气止咳、杀虫等功效。内服常用于治疗新久咳嗽、肺痨咳嗽、百日咳等症，外用常用于治疗头虱、体虱、阴痒等症。贾英杰教授认为此药具有甘润苦降之性，能够润肺止咳、滋补肺阴，治疗肺癌放疗后所导致的咽干喑哑、干咳少痰，甚至咯血及肺癌气阴两虚之咳嗽疗效显著。常用剂量为 15g。

（四）浙贝母

浙贝母为百合科植物浙贝母的鳞茎。味苦，性寒，归肺、心经。具有清热散结、化痰止咳等功效。常用于治疗痰火咳嗽、肺痈、乳痈、瘰疬、疮毒等。贾英杰教授运用浙贝母治疗肺癌患者咳嗽痰多、大便黏滞解不尽或体内痰湿偏甚者。可酌情配伍紫苏子、半夏、紫菀、杏仁、桔梗、枇杷叶、鱼腥草等以加强止咳化痰之力，配伍夏枯草、黄药子、生牡蛎、姜黄、川芎、郁金等以增强软坚散结之功。常用剂量为 10~15g。

（五）紫苏子

紫苏子为唇形科植物紫苏的果实。味辛，性温，归肺经。具有降气消痰、平喘、润肠等功效。主治痰壅气逆、咳嗽气喘、肠燥便秘等症。《本草衍义》谓其"治肺气喘急"。贾英杰教授临证常配伍葶苈子、莱菔子而成法三子养亲汤之理，用以肃降肺气、利水平喘、宽胸利膈，适用于肺癌肺壅喘急、痰浊壅盛之证。常用剂量为 10~15g。

（六）葶苈子

葶苈子为十字花科植物播娘蒿或独行菜的干燥成熟种子。味辛、苦，性大寒，归肺、膀胱经。具有泻肺平喘、行水消肿之功。主治痰涎壅肺、喘咳痰多、胸腹积水、小便不利等症。贾英杰教授常将其与紫苏子、苦杏仁、桑白皮等同用，以组成葶苈大枣泻肺汤，以增强降气化痰、止咳平喘之效。常用剂量为 10~15g。

（七）苦杏仁

苦杏仁为蔷薇科植物山杏、西伯利亚杏、东北杏或杏的干燥成熟种子。味苦，性微温，归肺、大肠经。具有降气止咳平喘、润肠通便之功。主治咳嗽气喘、胸满痰多、肠燥便秘等症状。贾英杰教授临证常法三仁汤"宣上、畅中、渗下"三焦分利之意，取杏仁宣发疏通肺气之功，配伍砂仁、薏苡仁等药，奏清利湿浊之功，而无过燥伤肺之虞，或以杏仁开上焦，乌药开下焦，以贯通三焦气机。常用剂量为10～15g。

二、理气活络类中药

此类药物多味辛，归肝或脾经，具有理气活络、调节气血之功。肺癌属癌浊久稽上焦肺脏所致，久病必兼瘀血，且肺朝百脉，故常出现血络瘀阻之象，故以本类药物活血祛瘀、行气通滞、通络散结，使气血运行通畅。

（一）川芎

川芎为伞形科植物川芎的根茎。味辛，性温，归肝、胆、心包经。具有活血行气、祛风止痛的功效。主治胸痹心痛、胸胁刺痛、跌扑肿痛、头痛、风湿痹痛等症。川芎辛香行散，温通血脉，既能活血祛瘀，又能行气通滞，《本草汇言·草部》言"川芎，上行头目，下调经水，中开郁结，血中气药"，亦可"旁通络脉"，为治气滞血瘀诸痛证之要药，为贾英杰教授所常用。应用治疗肺癌时可化瘀散浊而不耗伤气血，临床多用于气虚血瘀、气滞血瘀的肺癌及其他恶性肿瘤患者，常配伍郁金、姜黄、赤芍、牡丹皮等游乎气血分之品，以安抚营血。常用剂量为15～30g。

（二）郁金

郁金为姜科植物姜黄、郁金或莪术的块根。味辛、苦，性寒，归肝、心、肺经。具有行气化瘀、清心解郁、利胆退黄的功效。主治气滞血瘀所致胸胁刺痛、胸痹心痛等症。贾英杰教授认为郁金能行能散，亦属于游乎气血之品，以其入血分化肺瘀而消癥，入气分理肺气而解郁，又可凉血降气，故为辨治肺癌常用药物。其可减缓血运不畅、气涩血浊之状态，在肺癌围手术期及维持治疗阶段均可使用。常用剂量为10~20g。

（三）姜黄

本品为姜科植物姜黄的干燥根茎。味辛、苦，性温，归脾、肝经。具有活血行气止痛之功效。主治气滞血瘀所致胸胁刺痛、胸痹心痛等症。贾英杰教授认为姜黄具有辛散苦燥之性，可温通肺经而祛湿浊之邪，又合辛行苦泄之能，游乎气血而辛散通滞气。贾英杰教授取"瘀血祛而新血生"之意，认为欲化生优质气血，须先祛逐污秽之血，临床常用姜黄配伍川芎行气活血、化瘀散浊，使气血冲和。常用剂量为3~10g。

（四）鸡血藤

鸡血藤为豆科植物密花豆的干燥藤茎。味苦、甘，性温，归肝、肾经。具有活血补血、调经止痛、舒筋活络之功效。因其苦泄甘缓，温而不烈，性质和缓，故活血之余又能补血，常配伍当归、川芎、香附等以补血活血。贾英杰教授参《饮片新参》鸡血藤"去瘀血，生新血，流利经脉"之言，考虑藤属枝节，合肺朝百脉之功用，故取鸡血藤之流利经脉之性，以帮助气涩血浊之肺癌患者，恢复脉道滑利如常。常用剂量为15~20g。

（五）柴胡

柴胡为伞形科植物柴胡或狭叶柴胡的干燥根。味辛、苦，性微寒，归肝、胆、肺经。具有疏散退热、疏肝解郁、升举阳气之功效。贾英杰教授参《神农本草经》"主心腹，去肠胃中结气，饮食积聚，寒热邪气，推陈致新"和《名医别录》"主除伤寒，心下烦热，诸痰热结实，胸中邪逆，五脏间游气，大肠停积水胀，及湿痹拘挛"，认为柴胡具有疏利三焦之能，推陈致新之用，既可入肝胆而和解枢机，又入肺经畅达肺气而导陈逐结自大便而出，是黜浊培本之疏利三焦要药，可疏通表里，通达纵横气机。贾英杰教授常以柴胡苦平升散，配伍黄芩降泄以清解祛浊、宣降肺气。常用剂量为6~15g，其中小剂量应用则升提之功显，稍大剂量应用则疏利之用著。

（六）枳壳

本品为芸香科植物酸橙及其栽培变种的干燥未成熟果实。味苦、辛、酸，性微寒，归脾、胃经。具有破气消积、化痰散痞之功。其性味归经虽与枳实相同，但作用较为缓和，更擅长理气宽中、行滞消胀。主治胸胁胀满疼痛、食积不化、痰饮内停等症。《证类本草》谓其："通利关节，劳气咳嗽，背膊闷倦，散留结胸膈痰滞，逐水，消胀满大肠风，安胃，止风痛。"贾英杰教授常取枳壳泄肺中邪气之功，通利肠腑之用，《珍珠囊》言枳壳可"破气，泄肺中不利之气"，大剂量枳壳可用于肺癌气逆气急之症，少剂量则可通周身之阳气，常用剂量为6~30g。

（七）莱菔子

莱菔子为十字花科植物萝卜的干燥成熟种子。味辛、甘，性平，归肺、脾、胃经。具有消食除胀、降气化痰等功效。常用于治疗饮食停滞肠腑，脘腹胀痛、大便秘结、积滞泻痢及痰壅喘咳等症。贾英杰教授临床常配伍葶苈子、紫苏子以泄肺平喘，促腑气通而调理中焦之气，治疗肺癌患者久病脾胃虚弱、饮食停滞、腹胀便秘疗效显著。其配伍大黄使用可通三焦之气滞，有宽肠助便之功效，为黜浊培本辨治肺癌畅达三焦之药。常用剂量为 15~30g。

三、清肺解毒类中药

此类药物多味苦，性寒或凉，具有解毒清浊、清肺涤痰之功用。《金匮要略心典·痰饮咳嗽病脉证治》言"痞坚之处，必有伏阳"，故以苦寒之品清肺。现代药理学研究多认为清热解毒类中药具有抗肿瘤作用，故贾英杰教授常佐一二味于肺癌处方中。

（一）黄芩

黄芩为唇形科植物黄芩的干燥根。味苦，性寒，归肺、胆、脾、大肠、小肠经。具有清热燥湿、泻火解毒、止血、安胎等功效。常用于肺热咳嗽、高热、烦渴、痈肿疮毒、血热出血等症。贾英杰教授临床常以黄芩配合瓜蒌以增强其清热涤痰、宽胸散结之功。《本经逢原·黄芩》载黄芩"苦寒，无毒，中空者为枯芩入肺"。对于肺癌患者常出现的胸满、喘急、痰黄等上焦火毒证颇有效验，若与桔梗、杏仁相配，可宣上焦肺气之痹，若与仙鹤草配伍，可对肺癌患者证属血热妄行之咯血疗效显著。常用剂量为 10~15g。

（二）连翘

连翘为木犀科植物连翘的干燥果实。味苦，性微寒，归肺、心、小肠经。具有清热解毒、消肿散结、疏散风热等功效。主治痈疽、温毒初起、热入营血、神昏发斑等症。贾英杰教授籍古方银翘散及银翘散加减方（如银翘散去淡豆豉加细生地黄、牡丹皮、大青叶倍玄参方）之意，认为连翘为治疗肺癌患者"截断病势"之妙药，擅用连翘与金银花相配（金银花 30g，连翘 15g），透营分之邪自气分而解，抑或以连翘代黄连，与瓜蒌、清半夏、浙贝母、桔梗相合，清轻上举，除痰热并可消痈毒，增强对肺部肿块的软坚散结之功。常用剂量为 15~30g。

（三）鱼腥草

鱼腥草为三白草科植物蕺菜的新鲜全草或干燥地上部分。味辛，性微寒，归肺经。具有清热解毒、消痈排脓、利尿通淋之功。主治肺痈吐脓、痰热喘咳、疮痈肿毒、热淋。贾英杰教授认为，鱼腥草味辛性寒，符合肺癌患者初期癌浊鸱张、痰热壅盛之病理特点，其寒能泄降，辛以散结，主归肺经，以清解肺热见长，又具消痈排脓之效，治肺癌患者痰热壅肺、胸痛、咳吐脓血腥臭痰等症，与金银花、连翘相配伍，可起到散浊化痈之功。常用剂量为 30g。

（四）金银花

金银花为忍冬科植物忍冬的花蕾。味甘，性寒，归肺、心、胃经。具有清热解毒、凉散风热的功效。通常用于治疗痈肿疔疮、喉痹、丹毒、热毒血痢、风热感冒、温病发热等症。贾英杰教授认为金银花善散肺经热邪，透热达表，既能清气分之热，又能解血分之毒。临床常用于肺癌患者出现口渴、咽痛、发热、咳嗽等外感风热及温病初起症状的治疗，对癌性发热，热在气分者，也能够起到一定的疗效。常用剂量为 30g。

（五）白花蛇舌草

白花蛇舌草为茜草科植物白花蛇舌草的带根全草。味甘、淡，性凉，归胃、大肠、小肠经。具有清热解毒、利尿消肿、活血止痛等功效。用于治疗肠痈（阑尾炎）、疮疖肿毒、湿热黄疸、小便不利等症；外用治疮疖痈肿、毒蛇咬伤。贾英杰教授常用此药治疗肺癌以解毒散浊、消肿散结，且现代药理学研究显示白花蛇舌草具有抑制恶性肿瘤增殖和转移的作用。常用剂量为30g。

（六）铁包金

铁包金为鼠李科植物铁包金及光枝勾儿茶的茎藤或根。味苦、微涩，性平，归心、肺经。具有消肿解毒、止血镇痛、祛风除湿之功。主治痈疽疔毒、咳嗽咯血、消化道出血。贾英杰教授认为，铁包金可化瘀、除咯血，并有除湿毒、定痛功效，取其"散"之性，常与鸡内金配伍使用，"二金"并用可除瘀滞、散结块。常用剂量为15g。

四、软坚散结类中药

此类中药多味辛而性温，具有散结消肿之功，大多归属肺经。此类中药为消瘤软坚的重要药物组成，经现代药理学研究具有明确的抗肿瘤作用，因此贾英杰教授治疗肺癌时常佐一到两味中药以发挥软坚散结之功用。

（一）猫爪草

猫爪草为毛茛科植物小毛茛的块根。味甘、辛，性微温，归肝、肺经。具有化痰散结、解毒消肿之效。主治瘰疬痰核、疔疮、虫蛇咬伤、偏头痛、疟疾、牙痛等症。贾英杰教授常以辛温之猫爪草配伍辛苦寒之夏枯草同时应用，以求寒温不倚，阴阳同调。若患者伴见痰多胸满者，则与桔梗、清半夏同用，辛开肺气以利玄府；伴见周身乏力、少气等症之气虚者，常与生黄芪、太子参并用。常用剂量为15g。

（二）山慈菇

山慈菇为兰科植物杜鹃兰或云南独蒜兰的干燥假鳞茎。味甘、微辛，性凉，归肝、脾经。具有清热解毒、化痰散结的功效。主治痈肿疔毒、瘰疬痰核、癥瘕痞块等症。贾英杰教授认为，山慈菇可解毒消肿、化痰散结，对于早期肺癌、肺癌转移至淋巴结及多处脏器的转移癌均有一定疗效，常与浙贝母、夏枯草、生牡蛎相配伍，增强软坚散结之力，然虑其软坚之力较强，应酌情把握时机合理运用，亦常与生黄芪相配，一防正气耗散，二借黄芪"托疮毒"之功增强散结之效。常用剂量为 10~15g。

（三）夏枯草

夏枯草为唇形科植物夏枯草的干燥果穗。味辛、苦，性寒，归肝、胆经。具有清火、明目、散结、消肿等功效。常用于治疗目赤肿痛、目珠夜痛、头痛眩晕、瘰疬、瘿瘤、乳痈肿痛等症。贾英杰教授临证多用夏枯草治疗咳嗽、咳少量黄色黏稠痰，咽干声哑，伴患侧胸部不适，偶有咯血，身体消瘦，舌红，脉细数等肺肾阴虚证及肺部结节难消者。若气虚者，可配伍生黄芪、党参、白术等；痰中带血者，可配伍旱莲草、大蓟炭、小蓟炭等；阴虚者，可配伍玉竹、生地黄等；肺部结节难消者可配伍猫爪草以增强软坚散结、解毒黜浊之功。常用剂量为 15~30g。

（四）莪术

莪术为姜科植物蓬莪术、广西莪术或温郁金的干燥根茎。味辛、苦，性温，归肝、脾经。可破血行气、消积止痛。主治癥瘕痞块、瘀血经闭、胸痹心痛、食积气滞、脘腹胀痛等症。本品辛散苦泄温通，既入血分，又入气分，能破血行气。贾英杰教授认为，莪术与黄芪在必要时可同时运用，攻补兼施，常仿照《医学衷中参西录》中黄芪配伍三棱、莪术之法，然亦强调本品破气，使用时应中病即止，常用剂量为 10g。

（五）牡蛎

牡蛎为牡蛎科动物长牡蛎、大连湾牡蛎或近江牡蛎的贝壳。味咸，性平，入肝、肾经。具有平肝潜阳、重镇安神、软坚散结、收敛固涩之功。主治眩晕耳鸣、惊悸失眠、瘰疬瘿瘤、癥瘕痞块、自汗盗汗、遗精、崩漏等症。贾英杰教授认为，牡蛎一可散结消痈，与浙贝母、薏苡仁、玄参相配，对肺癌肿块消散有一定作用；二可制酸止痛，常与左金丸（吴茱萸、黄连）相配伍。常用剂量视患者脾胃之气强弱而定，一般为15~30g。

五、补益气血类中药

此类药物多味甘，性温，具有益气养血之功，是培植本元的药物组成。贾英杰教授强调中医辨治恶性肿瘤需要达到"化生优质气血，通过经脉或血络送达相关脏腑"的作用，此类药物在肺癌方中最为常见。

（一）黄芪

黄芪为豆科植物蒙古黄芪或膜荚黄芪的干燥根。味甘，性温，归肺、脾经。具有补气固表、托毒排脓、敛疮生肌等功效，素有"补气之长""疮痈圣药"之美称。常用于气虚乏力、食少便溏、中气下陷、久泻脱肛、便血崩漏、表虚自汗、气虚水肿等症。贾英杰教授主张"旺气莫过于黄芪，盖黄芪为补气诸药之长"，多运用重剂黄芪以鼓舞气血、培育本元，每获良效。临证时可初用生黄芪30g作试探性用药，以投石问路，然后根据病情反馈，"渐加，以知为度"，至60g、90g，最多可至150g。放疗、化疗、手术后或者晚期肺癌患者，临床多见气短、乏力等气虚赢弱表现，可在用重剂黄芪的同时配伍生脉散、生地黄、石斛等养阴之属，使生气之源泉不绝以黜浊培本，扶正抗癌。若见肺癌患者术后创口不敛，可用黄芪60~90g 托毒生肌为君，当归 20g 养血活血为臣，疗效显著；创口渗液清稀色白者，常配合完带汤，以健脾益气、升阳化浊。

（二）党参

本品为桔梗科植物党参、素花党参或川党参的干燥根。味甘，性平，归脾、肺经。具有补脾益肺、养血生津之功。主要治疗食少倦怠、咳嗽虚喘、面色萎黄、头晕乏力、心悸气短等症。贾英杰教授认为党参可替代人参为用，以达补血、生津之效，如若肺癌患者久病亏耗，阴血大亏者，常与太子参"双参"并用（党参、太子参各 30g），或配伍大剂量黄芪（30~60g）气血并补，重剂撼积；若患者因化疗、靶向药物治疗导致大便溏泄、完谷不化者，与苍术、白术、陈皮、半夏、佩兰同用，燥湿健脾，即"一统中州方可占据天下"。常用剂量为 15~30g。

（三）太子参

太子参为石竹科植物孩儿参的干燥块根。味甘、微苦，性平，归脾、肺经。具有益气健脾、生津润肺的功效。常用于治疗脾虚体倦、食欲不振、自汗、口渴、肺燥干咳等症。贾英杰教授借叶天士《本草再新》中所论述太子参"治气虚肺燥，补脾土，消水肿，化痰止渴"之言，认为太子参乃胜于党参之清补佳品，譬如患者病至晚期，口干、乏力、消瘦等症并见之时，常以太子参配伍黄芪、麦冬、五味子即黄芪生脉散以回护肺阴；放疗后患者出现刺激性干咳、痰少、咯血等症，以太子参配芦根、麦冬、生地黄、北沙参等甘寒生津之物，滋阴润燥以救肺金。若患者出现大便难下、无水舟停者，以太子参合增液承气汤为用，气血合治以奏良效。常用剂量为15~30g。

（四）当归

当归为伞形科植物当归的干燥根。味甘、辛，性温，归肝、心、脾经。具有补血活血、调经止痛、润肠通便等功效。主治血虚萎黄、眩晕心悸、血虚血瘀之月经不调、虚寒腹痛、肠燥便秘等症。当归为血中之气药，亦血中之圣药，贾英杰教授常以当归配伍黄芪，二者相须为用，仿李东垣"当归补血汤"之意，对于肺癌患者化疗后骨髓抑制、贫血等症，以当归补血汤加用川芎、白芍、生地黄，即易四物汤原方中熟地黄为生地黄，甘温培中，又防峻补之滋腻，不碍脾胃输布运化。贾英杰教授强调当归宜小剂量而非大剂量，防甘壅化火，助长癌浊燔灼之势。若患者出现手足拘挛麻木等化疗不良反应时，以当归配伍鸡血藤、丹参以活血通痹。常用剂量为 10~15g。

（五）生地黄

生地黄为玄参科植物地黄的干燥块根。味甘，性寒，归心、肝、肾经。具有清热凉血、养阴生津之功。主治热入营血、温毒发斑、肠燥便秘、血热出血、热病烦渴等症。贾英杰教授视生地黄为滋阴圣品，对于放疗后口干舌燥、烦渴多饮、干咳无痰等症，以生地黄配伍芦根、麦冬等增强甘寒养阴之效；若肺癌患者出现口干、周身乏力、盗汗、夜寐不安等气阴两伤之症时，则与生黄芪、太子参、麦冬、五味子、知母合用使气阴并培；若肺癌患者出现骨蒸潮热、夜热早凉者，贾英杰教授常以生地黄配伍地骨皮、牡丹皮、青蒿等清透阴分之虚热。常用剂量为 15~20g。

六、养阴润肺类中药

此类药物多味甘，性寒，归肺、胃经。具有养阴生津、清肺润燥的功效。主以甘寒之品，轻中有润，泻中寓补，清泻肺中伏火以适稚阴娇脏之性。此类药物多用于放疗后或肺癌晚期患者，以滋补肺之阴津。

（一）芦根

芦根为单子叶禾本科植物芦苇的新鲜或干燥根茎。味甘，性寒，归肺、胃经。具有清热生津、除烦、止呕、利尿的功效。主治热病烦渴、胃热呕哕、肺热咳嗽、肺痈吐脓、热淋涩痛等症。《温热经纬·薛生白湿热病篇》中有载薛氏五叶芦根汤，用于温热病后，余热未尽，胸脘微闷，知饥不食，苔腻；亦与桃仁、薏苡仁、冬瓜子组成苇茎汤。贾英杰教授认为芦根可用于治疗肺癌患者喘息、咳吐腥臭脓痰，以及肺癌晚期气阴耗损出现的烦渴之症。贾英杰教授常用芦根配伍生地黄、麦冬滋阴润肺，或以《千金》苇茎汤豁痰开肺，以复肺金之宣降。常用剂量为 20~30g。

（二）麦冬

麦冬为百合科植物麦冬的干燥块根。味甘、微苦，性微寒，归心、肺、胃经。具有养阴润肺、益胃生津、清心除烦的功效。主治肺燥干咳、阴虚劳嗽、喉痹咽痛、胃阴不足、津伤口渴、内热消渴、肠燥便秘、心烦失眠等症。贾英杰教授认为麦冬色白入肺，可同补肺、胃阴津，润上焦，滋中焦，并对肺癌患者因阿片类"火毒"之性药物所引起的便秘有一定疗效。麦冬甘寒生津，培土生金，常与太子参、清半夏、山药并用（麦门冬汤），对肺癌患者喘息咳唾、口中辟辟燥之阴伤症状有改善作用。常用剂量为 15~20g。

（三）北沙参

北沙参为伞形科植物珊瑚菜的根。味甘、微苦，性微寒，归肺、胃经。具有养阴清肺、益胃生津的功效。主治肺热燥咳、劳嗽痰血、热病津伤口渴等症。《本草从新》载其"专补肺阴，清肺火，治久咳肺痿"。贾英杰教授认为北沙参入手太阴肺经，可专治肺燥阴虚之证，常与麦冬、石斛、芦根等养阴生津之品并用，常用剂量为15~20g。

（四）石斛

本品为兰科植物金钗石斛、鼓槌石斛或流苏石斛的栽培品及其同属植物近似种的新鲜或干燥茎。味甘，性微寒，归胃、肾经。具有益胃生津、滋阴清热之功。主治热病津伤、口干烦渴、胃阴不足、食少干呕、病后虚热不退、筋骨痿软、阴虚火旺、骨蒸劳热等症。实验研究亦表明，鼓槌石斛和金钗石斛中的多种成分对肿瘤有抑制作用。贾英杰教授认为石斛的应用时机为肺癌患者后期或经一系列治疗后出现口干、咽痛、饥不欲食等肺胃阴虚之证时，石斛能敛邪，故肺癌患者未出现阴伤时不宜使用，常与麦冬、沙参相配伍，常用剂量为15~20g。

七、健脾和胃类中药

此类药物多味酸、甘，归脾胃经，具有理气和胃、健脾利湿之功效。贾英杰教授认为，脾胃之功用在运化有度，升清降浊有常，脾胃和则气机斡旋流利，考虑癌浊之性，故慎用滋腻之品，而予调气运中之药。对于化疗后出现恶心、呕吐等脾胃不适的患者，常予一二味于处方中，以防止药物损伤脾胃。

（一）焦三仙

焦三仙为神曲、山楂、麦芽三者炒焦合用，味酸、甘，性微温，归脾、胃、肝经。具有消食化积、活血化瘀等功效。贾英杰教授临床常用焦三仙治疗肺癌放化疗后的胃气大伤导致纳差，或脾胃虚弱、食物积滞导致腹痛、腹胀者。常用剂量为焦三仙各10~15g，疗效明显。宜与白术、党参等补气健脾药同用。

（二）鸡内金

鸡内金为雉科动物家鸡的干燥砂囊内膜，味甘，性平，归脾、胃、小肠、膀胱经。具有健胃消食、涩精止遗的功效。主治食积不消、呕吐泻痢、小儿疳积、遗尿遗精等症。贾英杰教授临床运用该药以和胃健脾、增加食欲，用于治疗肺癌患者放化疗后脾胃虚弱、纳食不香、食积不化疗效较佳。常用剂量为15g。

（三）茯苓

茯苓为多孔菌科植物茯苓的干燥菌核，味甘、淡，性平，归心、肺、脾、肾经。具有利水渗湿、健脾宁心等功效。主治水肿尿少、痰饮眩悸、脾虚食少、便溏泄泻、心神不安、惊悸失眠等。贾英杰教授认为茯苓功善淡渗利湿、健脾宁心，尤善去除人体水湿，临证多用此药治疗肺癌引发的恶性胸腹腔积液，常用剂量为15g。如偏于寒湿者，可与桂枝、白术等配伍；偏于湿热者，可与猪苓、泽泻等配伍；属于脾气虚者，可与党参、黄芪、白术等配伍；属虚寒者，还可配白术等同用。

（四）白术

白术为菊科植物白术的干燥根茎。味甘、苦，性温，归脾、胃经。具有补气健脾、燥湿利水、止汗、安胎之功。主治脾气虚弱所致食少倦怠、腹胀泄泻、痰饮眩悸、水肿、自汗、胎动不安等症。贾英杰教授认为白术可燥湿运脾，临证多用于术后、化疗、靶向、免疫治疗后肺癌患者出现脘腹胀满、大便稀溏等脾胃系统症状，证型上偏重于舌苔白腻、手足欠温等脾胃虚寒证，常与茯苓、清半夏、泽泻、薏苡仁相配，健运中州，通行下焦，导湿浊于小便而去。常用剂量为15g。

八、通腑泄浊类中药

此类药物多味苦，性寒，归肺、大肠经，具有泻下通便、润肠消满之功效。因肺与大肠相表里，故临证可导肺中"浊邪"自大便而出。此类药物常用于肺癌实证阶段便秘患者，或排便无力困难的患者。

（一）大黄

大黄为蓼科植物掌叶大黄、唐古特大黄或药用大黄的根茎。味苦，性寒，归脾、胃、大肠、肝、心包经。贾英杰教授临床常用大黄治疗肺癌患者体内"浊邪"内蕴，阻塞气机，导致腑气不通，大便难下之症。贾英杰教授推崇"承气本为逐邪而设，非专为结粪而设"之论，认为瘀、痰、湿、浊、热、毒等有形、无形之邪均可随大黄由魄门而去。临证时常以此药单刀直入，根据患者情况不同灵活运用，出奇制胜。如通腑顺气常用 3～5g，缓下癌浊则用 10～30g，急下存阴、峻下燥屎则用到 30～90g，但注意中病即止，切不可过用消耗已损之阴液，孕妇慎用。

（二）芦荟

芦荟为百合科植物库拉索芦荟、好望角芦荟或其他同属近缘植物叶的汁液浓缩干燥物。味苦，性寒，归肝、胃、大肠经。具有泻下通便、清肝泻火、杀虫疗疳的功效。主治热结便秘、惊痫抽搐、小儿疳积等症。贾英杰教授认为芦荟可配合大黄同时应用，以增强通腑泄浊之效，但不可多用，防其苦寒伤阳，以致患者洞泄无度。常用剂量为 3～5g。

（三）麻子仁

麻子仁为桑科植物大麻的干燥成熟种子。味甘，性平，归脾、胃、大肠经。具有润肠通便之功。主治血虚津亏所致肠燥便秘。贾英杰教授取本品甘平、质润多脂之性味,认为麻子仁能润肠通便,兼有滋养补虚作用,适用于老年体弱肺癌患者出现津血不足的肠燥便秘。常与郁李仁、瓜蒌仁、苏子、杏仁等润肠通便药同用,或与大黄、厚朴等配伍以加强通便作用。常用剂量为 10~15g。

(李悦 于明卉)

第二节 肺癌临证常用药对

贾英杰教授在肺癌临证治疗中,常言选方用药犹如调兵遣将,需配伍精良,既合中药相须相使之功,又针对具体病症起到事半功倍之效。巧妙的药对组合是方剂中的点睛之笔,往往可以协同增效、相辅相成,蕴含着博大的中医智慧和医师丰富的个人临床经验,在方剂配伍中占有重要地位。贾英杰教授基于"黜浊培本"理论辨治肺癌,结合临证经验,为方便学者理解和应用,将常用药对分为罢黜癌浊类和培植本元类,以及治疗肺癌出现频率极高的宽胸涤痰、肃降肺气和行气祛痰类的特色药对。现将其常用药对总结如下。

一、罢黜癌浊类

(一)解毒清浊类

1. 金银花与连翘

金银花,味甘,性寒,归心、肺、胃经,具有清热解毒、消炎退肿等功效;连翘,味苦,性微寒,具有清热解毒、消肿散结、疏散风热等功效。金银花搭配连翘,二者相须为用,可增强解毒清浊之功效，既能清气分之热，又能解血分之毒，疏通气血。贾英杰教授临证多用此药对治疗肺癌毒瘀壅结者或癌性发热、热在气分者，常用剂量为金银花 30g、连翘 15g。

2. 黄芩与鱼腥草

黄芩，味苦，性寒，归肺、胆、脾、大肠、小肠经，具有清热燥湿、泻火解毒、止血、安胎等功效；鱼腥草，味辛，性微寒，归肺经，具有清热解毒、消痈排脓、利尿通淋的功效。黄芩配伍鱼腥草，能够增强清热解毒、化痰止咳、消肿排脓的功效，对于痰热壅肺，痰黄而稠，甚至咳吐脓血的肺癌患者，具有较佳的临床疗效。常用剂量为黄芩 10g、鱼腥草 30g，脾胃虚寒的患者适当减量。

3. 半边莲与半枝莲

半枝莲，味辛、苦，性寒，归肝、肾经，具有清热解毒、消肿止痛等功效；半边莲，味甘，性平，归心、肺、小肠经，具有清热解毒、利水消肿等功效。半边莲配伍半枝莲，既能够增强解毒清浊的功效，又能达到化瘀、止痛、消肿的效果。现代药理学研究表明，半枝莲与半边莲两药的成分能够增强人体免疫功能、促进血管生成、调节细胞凋亡等。贾英杰教授临证多将此药对用于证属毒瘀壅结的肺癌患者，效果较好，常用剂量为半边莲 15g、半枝莲 15g。

4. 石见穿与铁包金

石见穿，味辛、苦，性微寒，归肝、脾经，具有活血化瘀、清热利湿、散结消肿等功效；铁包金，味苦、微涩，性平，归心、肺经，具有消肿解毒、止血镇痛、祛风除湿等功效。石见穿配伍铁包金，能够增强解毒黜浊、散结止痛的功效，直折癌浊，适用于肺癌患者伴肺部结节者。常用剂量为铁包金 15g、石见穿 15g，身体虚弱者慎用。

（二）通腑泄浊类

1. 大黄与厚朴

大黄，味苦，性寒，具有泻下攻积、清热泻火、凉血解毒、逐瘀通经、利湿退黄等功效；厚朴，味苦、辛，性温，具有燥湿消痰、下气除满等功效。肺与大肠相表里，肺气不降可致大肠传导失司，气机不畅，燥屎内结，出现便秘腹部胀满、疼痛等症。大黄配伍厚朴，通腑泄热，病在上而治下，相互为用，一攻一泄，能增强通腑泻浊之功效；一寒一温，温通而不助热，不致过寒或过热伤及机体。二者搭配得当，清泄里实，理气宽中，则肺气得降而腹胀便秘自除。贾英杰教授使用大黄从 6g 起步，根据患者壅阻程度而渐加，最大可增至 60g，常用剂量为 10~15g。

2. 火麻仁与郁李仁

火麻仁，味甘，性平，归脾、胃、大肠经，具有润肠通便的功效；郁李仁，味辛、苦、甘，性平，归脾、大肠、小肠经，具有润燥通便、利尿消肿的功效，泻下作用比火麻仁略强。火麻仁配伍郁李仁，二者相须为用，在润肠通便的同时亦有滋养之功，能够补虚润肠、缓泻通便，适用于治疗肺癌患者放化疗后伤阴过甚导致的阴虚肠燥、大便秘结难下。常用剂量为火麻仁、郁李仁各 15g。

（三）化瘀散浊类

1. 郁金与姜黄

郁金、姜黄为同源姜科植物的不同药用部位，均可活血散瘀、行气止痛。姜黄为其根茎，味辛、苦，性温，既可以入血分，又可以入气分，长于止痛，善治气滞血瘀诸痛证。现代药理研究表明姜黄粉及姜黄提取物具有抗肿瘤作用。郁金为其块根，味苦，性寒，行气力胜，且可凉血。贾英杰教授认为两者合用，一寒一热，去性存用，则行气活血、祛瘀止痛作用倍增，可安抚营血，使癌毒勿扰血分，截断癌毒之去路，尤适于肺癌早期阶段气滞血瘀之证。常用剂量为郁金、姜黄各10g。

2. 当归与赤芍

当归，味甘、辛，性温，归肝经、心经、脾经，具有补血活血、调经止痛、润肠通便的作用；赤芍，味苦，性微寒，主入肝经，善走血分，散肝经郁滞，具有清热凉血、散瘀止痛之功效。二者合用可倍增其化瘀散浊之功效，重在清肝热、化瘀浊，且不会消耗正气。贾英杰教授认为对于癌症患者来说，留得一分正气，则留得一分生机。该药对多用于气虚血瘀证、气滞血瘀证的肺癌患者，可起到化瘀散浊而不耗伤气血，养血培本而不致血壅气滞的效果。常用剂量为当归、赤芍各15g。

3. 川芎与当归

当归、川芎合用，源自《普济本草方》中的芎归散。川芎辛温而燥，善于行走，具有行气活血、祛风止痛之功效，既能活血祛瘀，又能行气通滞，为气滞血瘀诸痛证之要药。当归，味甘、辛，性温，具有活血补血、调经止痛、润肠通便之功效，甘温质润，长于补血和血，"诚为血中之气药，亦血中之圣药"。两药相配，当归可制川芎辛燥，川芎辛燥又防当归滋腻，润燥相济，活血、补血、行气并举，祛瘀不耗伤气血，养血而不致血壅气滞，适用于气虚血瘀、气滞血瘀的肺癌患者。常用量为川芎10g、当归20g。

（四）芳香化浊类

1. 砂仁与豆蔻

砂仁，味辛，性温，归脾、胃、肾经，具有化湿行气、温中止泻、安胎等功效；豆蔻，味辛，性热，入脾、胃、肺经，具有化湿行气、温中止呕、开胃消食等功效。砂仁配伍豆蔻，二者相须为用，均归中焦脾胃经，能够增强醒脾开胃、化浊除胀的功效。贾英杰教授多运用此药以促进中焦"浊邪"燥化，使其不与热相搏，更易祛除。临证常配伍使用以治疗肺癌患者脾胃虚弱、中焦运化失常所导致的纳差、恶心、呃逆、呕吐等症状。常用剂量为砂仁 6g、豆蔻 10g。

2. 佩兰与陈皮

佩兰，味辛，性平，归脾、胃、肺经，具有芳香化湿、醒脾开胃等功效；陈皮，味苦、辛，性温，归肺、脾经，具有理气健脾、燥湿化痰等功效。佩兰配陈皮，能够增强辛温开通之性，调摄中焦纳运升降，可以起到芳香化浊的功效，从而使得脾胃和合。中焦气机通畅则浊无以生，伏浊得化，纳运如常。贾英杰教授临证多用此药对治疗长夏季节肺癌患者出现脘痞腹胀、纳差食少、恶心呕吐、便溏苔腻等"浊邪"中阻症状者，以黜浊治中。常用剂量为佩兰 15g、陈皮 10g。

3. 玫瑰花、代代花与佛手花

玫瑰花，味甘、微苦，性温，入肝、脾二经，具有行气解郁、和血散瘀等功效；代代花，味甘、微苦，性平，归肝、胃经，具有理气宽胸、开胃止呕等功效；佛手花，味辛、微苦，性温，归肺、脾经，具有疏肝理气、和胃燥湿化痰等功效。玫瑰花偏走血分，代代花、佛手花偏入气分，贾英杰教授临证多以此三药配伍，可达到气血双调的效果。适用于治疗肺癌患者出现肝郁气滞，脾胃不和，或肿瘤相关性抑郁、焦虑状态等症。常用剂量为玫瑰花、代代花、佛手花各 10g。

（五）淡渗利浊类

1. 茯苓与白术

茯苓，味甘、淡，性平，归心、肺、脾、肾经，具有利水渗湿、健脾宁心等功效；泽泻，味苦、甘，性温，具有健脾益气、燥湿利水等功效。茯苓配伍白术，能够增强淡渗利浊的功效，而无消耗之弊端，泻中有补，给"浊邪"以出路。适用于肺癌晚期脾失运化，水液泛溢肌肤所致颜面部、肢体水肿的患者。常用剂量为茯苓30g、白术10g。

2. 萹蓄与车前子

萹蓄，味苦，性微寒，归膀胱经，具有利尿通淋、杀虫止痒等功效；车前子，味甘，性寒，归肝、肾、肺、小肠经，具有清热利尿通淋、渗湿止泻、明目、祛痰等功效。萹蓄配伍车前子，别清浊、导湿浊，能够增强利水道、消水肿的功效，使癌浊由小便而去，常用于出现肢体水肿或胸腔积液的肺癌患者。常用剂量为萹蓄、车前子各15g。

二、培植本元类

1. 黄芪与党参

生黄芪，味甘，性微温，补气兼能助阳，走而不守。党参，味甘，性平，其能补脾益肺、养血生津，补气而兼能养阴，守而不走。临床常用于肺脾气虚、气血不足、气阴两伤证。贾英杰教授强调黄芪补气而不恋邪，在解毒祛瘀的同时亦能补气扶正，又无留寇之患。两药相须为用，同归脾、肺经，一里一表，一阴一阳，补气助阳作用大增。临床应用能明显增强患者抵抗力，抑制肿瘤转移和进展。诊疗过程应注重病症结合，生黄芪补气力强，若患者平素血压偏高，应减少用量。此外，贾英杰教授重用黄芪在治疗肺癌术后疮口久不愈合、化疗后顽固性口腔溃疡方面亦收佳效。肺部晚期患者，常脉伏而涩或沉细如绵，乃气血大亏、精气欲绝之脉，直须重剂黄芪大补元气，挂帅为君，又恐虚不受补，可"渐加，以知为度"，以30g投石问路，虚可受补则加至60g或90g，甚者120g，方可起沉疴痼疾。

2. 太子参与麦冬

太子参，味甘、微苦，性平，归脾、肺经，具有益气健脾、生津润肺等功效；麦冬，味甘、微苦，性寒，归肺、胃、心经，具有滋阴润肺、益胃生津、清心除烦的功效。太子参配伍麦冬，一补一润，既补肺气，又能清肺热、保肺阴，气阴双补。适用于患病日久，气阴耗伤的肺癌患者。常用剂量为太子参、麦冬各15g。

3. 石斛与芦根

石斛，味甘，性微寒，归胃、肾经，具有益胃生津、滋阴清热的功效；芦根，味甘，性寒，归肺胃两经，具有清热泻火、生津止渴的功效。石斛配伍芦根，二者相须为用，既能清肺胃之热，又能滋肺胃之阴。贾英杰教授临床常用二者配伍治疗肺癌晚期阴虚燥热、口干烦渴、食少干呕等症状及放射性肺炎。常用剂量为石斛、芦根各15g。

4. 杜仲与牛膝

《本草汇言·木部》云："凡下焦之虚，非杜仲不补；下焦之湿，非杜仲不利；足胫之酸，非杜仲不去；腰膝之疼，非杜仲不除。"且杜仲甘温，补益肝肾；而牛膝性善下行，味苦通泄，味甘缓补。两者伍用，既能活血祛瘀，又能补肝肾、强筋骨，直达病所，补而不滞，应用于肺癌晚期伴骨转移的患者。常用剂量为杜仲、牛膝各15g。

三、其他因证用药类

1. 行气祛痰——陈皮与半夏

半夏辛温而燥，功善燥湿浊而化痰饮，尤善于治脏腑之湿痰；又可入脾胃经，擅燥化中焦痰湿，以助脾胃运化；同时又可以和胃降逆，止呕作用较好；辛开散结，可化痰消痞散结。现代药理研究显示其主要成分具有较广泛的抗肿瘤作用。陈皮辛香走窜，温通苦燥，入脾胃经，善行气、除胀、燥湿，对于肺癌化疗后痰湿阻滞中焦者最为适宜。陈皮与半夏两者配用，可调畅中焦气机，增强行气祛痰的功效，使气顺而痰消。多用于肺癌痰湿壅肺证。常用剂量为陈皮15g、半夏10g。

2. 宽胸涤痰——瓜蒌与冬瓜子

瓜蒌甘寒清润，善清肺热、润肺燥而化热痰、燥痰，同时可以利气开郁，导痰浊下行而奏宽胸散结之功。现代药理研究显示瓜蒌中所分离到的天门冬氨酸能够促进细胞免疫，有利于减少炎症，减少分泌物，降低痰液的黏度而使痰液易于咳出。冬瓜子，味甘，性微寒，归肺、脾、小肠经，具有清热化痰、排脓祛湿之功，能清上彻下。现代药理研究表明冬瓜子能够抑制组胺分泌，增强免疫力而达到抗肿瘤效果。常用剂量为瓜蒌30g、冬瓜子15~30g。

3. 肃降肺气——紫苏子与葶苈子

紫苏子，味辛，性温，归肺、大肠经，功善降气消痰、止咳平喘、润肠通便；葶苈子，味辛、苦，性寒，可入肺、膀胱经，善于泻肺降气、祛痰平喘、利水消肿。紫苏子配伍葶苈子，可增强降气化痰、宽胸利膈之效。贾英杰教授临证多用此药对治疗咳嗽痰多、肺壅喘急、痰饮咳嗽、水肿胀满的肺癌患者。常用剂量为紫苏子10g、葶苈子15g。

（王超然　李龙辉）

第三节　肺癌临证常用方剂

贾英杰教授遵先贤处方用药思路，在临证中将理论与实践相结合，提出肺癌治疗当辨病与辨证相结合，把握疾病所处阶段与病位，辨清疾病的寒热阴阳与表里虚实，分清黜浊培本之主次，并根据黜浊培本理论将古方分为黜浊类和培本类两大类，灵活辨证处方，以求达到更好的疗效。现梳理贾英杰教授常用方剂如下。

一、黜浊类

（一）《千金》苇茎汤

《千金》苇茎汤出自《备急千金要方》，原方由苇茎、薏苡仁、桃仁和瓜瓣组成。具有清肺化痰、逐瘀排脓之效，主治热毒壅滞、痰瘀互结之肺痈。方中芦根甘寒入肺，善清上焦之热而通肺窍，为君药。冬瓜子（瓜瓣即冬瓜子）清热化痰，利湿排脓，配合君药清肺宣壅，涤痰排脓。薏苡仁甘淡微寒，上清肺热而排脓，下利肠胃而渗湿，使湿热之邪从小便而解，共为臣药。桃仁活血逐瘀散结，以助消痈，且润燥滑肠，与冬瓜子相合，使痰热之邪从大便而解，为佐药。四药合用，具有清热、逐瘀、排脓之功，主治肺痈热毒壅滞、痰瘀互结证。贾英杰教授临证常用《千金》苇茎汤加减治疗肺癌合并肺部感染的患者。常配伍活血祛瘀药如大黄，以攻瘀逐邪，通腑斩关，凉血止血；或配伍郁金、姜黄、白花蛇舌草等具有抗肿瘤功效的药物以协同活血解毒，效果甚佳。

（二）小陷胸汤

小陷胸汤出自《伤寒论》，原方由瓜蒌、半夏和黄连组成。具有清热化痰、宽胸散结之效，主治痰热互结之小结胸证。方中瓜蒌甘寒，清热涤痰、宽胸散结；半夏辛温化痰散结，两者相伍，润燥相得，是为清热化痰、散结开痞的常用组合，黄连苦寒，清热燥湿、泻火解毒，与半夏配伍，寒温并用，辛开苦降。贾英杰教授认为肺癌主要病机为正气内虚，癌浊存内，肺脏功能失调，津液失布，水饮互结，又兼正虚脾失健运，水谷精微不能生化输布，致湿留于肺，遂发为胸水。故而肺癌患者症见胸闷喘满，咳痰黄稠，胸部下方憋闷，按之则痛，舌红苔黄腻，脉滑数者，治当解毒祛瘀、宽胸化痰、健脾利水，临床常用小陷胸汤或小陷胸汤合苇茎汤加减化裁。合并胸痛者，加川楝子、延胡索等。

（三）息贲汤

息贲汤出自《三因极一病证方论》，原方由半夏、吴茱萸、桂心、人参、炙甘草、桑白皮、葶苈子组成。具有散结祛痰之功，主治症状如《难经·五十六难》所言："肺之积，名曰息贲，在右胁下，覆大如杯。久不已，令人洒淅寒热，喘咳，发肺壅。"方中半夏燥湿化痰，辛能利肺气，吴茱萸入厥阴，温散肝寒，与半夏辛温相配，符合"治肺不远温"之理，桂枝、人参二药相伍，温运中州，以安四维，桑白皮、葶苈子清肺化痰、逐饮消肿，炙甘草调和诸药。贾英杰教授法古而不拘古，常取其辛开肺气之意，以太子参代人参清补而不滋腻，若患者出现胸腔积液，咳喘难消，则重用葶苈子、桑白皮二药（各30g），加瓜蒌、黄芩合小陷胸汤清化痰热。对于桂枝、吴茱萸温化之品的应用，强调少少佐用，以复通阳（桂枝10g，吴茱萸3g）。

（四）银翘散

银翘散出自《温病条辨》，原方由连翘、金银花、桔梗、薄荷、竹叶、生甘草、荆芥穗、淡豆豉和牛蒡子组成。具有辛凉透表、清热解毒之效，主治温病初起时的卫气被郁，开阖失司，肺气失宣，风热蕴结成毒，温邪伤津，以气味芳香、疏散风热、清热解毒的金银花、连翘为君药，在透散卫分表邪的同时，兼顾温热病邪易蕴而成毒及多挟秽浊之气的特点；以味辛而性凉，功善疏散上焦风热、清利头目、解毒利咽的薄荷、牛蒡子为臣药，并用辛而微温的荆芥穗、淡豆豉为臣药协助君药开皮毛以解散表邪，佐以芦根、竹叶清热生津；并以桔梗佐助牛蒡子以宣肃肺气而止咳利咽；以生甘草、桔梗为佐使，利咽止痛，调和药性。贾英杰教授治疗肺癌患者善于从卫气营血辨证着手，治以解毒为先。对于肺癌患者兼有卫分证，宜宣透解表，用药轻灵，治以疏风清解、兼顾养血，常用银翘散加防风、蝉蜕等以疏风消疹；若见药毒内侵，热、湿、毒、瘀深入，出现红色斑疹者，治以清热利湿、解毒清浊为主，常用黄柏、苍术清热燥湿，白鲜皮、地肤子、菊花等以解毒清浊。

（五）葶苈大枣泻肺汤

葶苈大枣泻肺汤出自《金匮要略》，原方由葶苈子和大枣组成。具有泻肺行水、下气平喘之效，主治喘不得卧及水饮攻肺喘急等症。该方以葶苈子为君药泻肺平喘，行水消肿，辅以大枣护脾通津，二药共用，保全肺气，泻肺而不伤脾。恶性胸腔积液是肺癌最常见的晚期并发症之一，临床多以喘憋气短、乏力、呼吸困难、胸痛等为主要症状，严重影响了患者的生活质量。且恶性胸腔积液患者多属癌症中晚期，正气亏损，脾胃虚弱，癌浊在体内肆虐日久，耗伤气血，正气亏虚无力固摄津液而致津液输布排泄障碍，多无法耐受胸腔置管引流、腔内注射、胸膜固定术等西医治疗。该并发症可归属于中医"悬饮"的范畴，贾英杰教授临证多运用葶苈大枣泻肺汤加减，采取宽胸理气、宣肺降气、淡湿利浊相配合，使浊有出路，解决标实之要，缓解患者症状，邪去而正自安。胸腔积液量多者可用葶苈大枣泻肺汤合泻白散、抽葫芦、泽泻、车前草以清热泻肺行水、渗利水湿，更好地控制胸腔积液量、提高患者生活质量。

（六）小承气汤

小承气汤出自《伤寒杂病论》，原方由大黄、厚朴和枳实组成。具有轻下热结之效，主治以痞、满、实为主的阳明腑实轻证。以苦寒泄热、攻积通便、荡涤肠胃邪热积滞的大黄，取破气消积、化痰散痞的枳实、厚朴为臣药，三药共用，泻下与行气并重，共奏轻下热结之效。《素问·五脏别论》曰："夫胃、大肠、小肠、三焦、膀胱，此五者，天气之所生也，其气象天，故泻而不藏。此受五脏浊气，名曰传化之腑，此不能久留，输泻者也。魄门亦为五脏使，水谷不得久藏。"肺癌患者兼见便秘、潮热、胸腹痞满、舌苔老黄、脉滑而疾等阳明腑实证表现者，贾英杰教授临床多运用经方小承气汤，该方通腑泄浊以荡涤六腑浊气、通畅三焦气机，给癌浊以出路，并可随症加减炒莱菔子、槟榔、芦荟等以通便、调理气机。

（七）三子养亲汤

三子养亲汤出自明代《韩氏医通》，原方由紫苏子、白芥子和莱菔子组成。具有温肺化痰、降气消食之效，主治痰壅气逆食滞证。其中紫苏子降气化痰、止咳平喘；白芥子温肺化痰、行气散结，莱菔子消食导滞、下气祛痰，合而用之可有气行则痰自利的功效，为临床首选的温化寒痰剂。现代药理学研究表明，三子养亲汤具有镇咳、祛痰、平喘、抗炎作用。贾英杰教授治疗肺癌注重寒热平调，药味以"苦、甘、辛"为主。对于肺癌患者伴有咳嗽喘逆、痰多胸痞、食少难消、舌苔白腻、脉滑等肺气壅滞之象者，治疗上强调从"气"论治，尤重"通降"，临床常用三子养亲汤加减。

（八）二陈汤

二陈汤出自《太平惠民和剂局方》，原方由半夏、橘红、白茯苓、甘草、乌梅、生姜组成。具有燥湿化痰、理气和中之效，主治湿痰证。湿痰为病，犯肺致肺失宣降，则咳嗽痰多，治宜燥湿化痰、理气和中。方中半夏辛温性燥，善燥湿化痰，且又和胃降逆，为君药；橘红为臣，既可理气行滞，又能燥湿化痰，君臣相配，寓意有二：一为等量合用，不仅相辅相成，增强燥湿化痰之力，而且体现治痰先理气，气顺则痰消之意；二为半夏、橘红皆以陈久者良，而无过燥之弊，故方名"二陈"；佐以茯苓健脾渗湿，渗湿以助化痰之力，健脾以绝生痰之源，兼加生姜，既能制半夏之毒，又能协助半夏化痰降逆、和胃止呕，复用少许乌梅，收敛肺气，与半夏、橘红相伍，散中兼收，防其燥散伤正之虞，均为佐药；以甘草为佐使，健脾和中，调和诸药。常用于肺癌临证痰浊偏盛者。

（九）血府逐瘀汤

血府逐瘀汤出自《医林改错》，原方由桃仁、红花、当归、生地黄、牛膝、川芎、桔梗、赤芍、枳壳、甘草和柴胡组成。具有活血祛瘀、行气止痛之效，主治上焦瘀血、头痛胸痛、胸闷呃逆、失眠不寐、心悸怔忡、瘀血发热、舌质暗红、边有瘀斑或瘀点等症。方中桃仁破血行滞而润燥，红花活血祛瘀以止痛，共为君药；赤芍、川芎助君药活血祛瘀，牛膝活血通经，祛瘀止痛，引血下行，共为臣药；生地黄、当归养血益阴，清热活血，桔梗、枳壳，一升一降，宽胸行气，柴胡疏肝解郁，升达清阳，与桔梗、枳壳同用，尤善理气行滞，使气行则血行，以上均为佐药；桔梗载药上行，兼有使药之用，甘草调和诸药，亦为使药。合而用之，使血活瘀化气行，则诸症可愈，为治胸中血瘀证之良方。晚期肺癌气血瘀滞、肺癌患者伴有下肢静脉血栓者及肺癌放疗后的患者体内多有热毒瘀滞，恰当使用攻药，不仅能改善症状，对控制肿瘤发展亦有一定作用。贾英杰教授临床多用血府逐瘀汤加减治疗此类患者，效果甚佳。瘀热明显者可加用苦参、郁金、姜黄、白花蛇舌草等；气滞明显者可加用苏子、香附、莱菔子。

二、培本类

（一）生脉散

生脉散出自《医学启源》，原方由人参、麦冬、五味子组成。具有益气生津、敛阴止汗之效，主治温热、暑热耗气伤阴证和久咳伤肺、气阴两虚证。以益气、补肺、生津之人参为君药，取养阴清热、润肺生津之麦冬为臣药，两药合用，益气养阴之功益彰，五味子为佐药，以敛肺止咳、生津止渴。补、润、敛三效俱备，共奏益气养阴、生津止渴、敛阴止汗之效。贾英杰教授认为"正虚"是肺癌的发病基础，肺癌术后、化疗末期及肺癌终末期患者均可能伴随不同程度的正气亏虚，临床常见咳声低微，少气懒言，神疲乏力，汗出畏风，食欲不振，食后腹胀，面浮肢肿，大便稀溏等。治疗时应兼顾扶正和祛邪，根据病情分期以及正气强弱和邪气盛衰的程度调整攻补法度，以黜浊培本。贾英杰教授主张治疗肺癌时应坚持"始终扶正，时时攻邪，以益气为第一要务"，重在"补益脾胃之气"。正气亏虚较重者，可将生脉散联合黄芪化裁为黄芪生脉散以扶正培本，益气养阴。

（二）沙参麦冬汤

沙参麦冬汤出自《温病条辨》，原方由沙参、玉竹、麦冬、天花粉、生扁豆、桑叶和生甘草组成。具有清养肺胃、生津润燥的功效，主治燥伤肺胃或肺胃阴津不足，咽干口渴，或热，或干咳少痰之症。方中沙参、麦冬清养肺胃，玉竹、天花粉生津止渴，生扁豆、生甘草益气培中、甘缓和胃，生甘草能生津止渴，配以桑叶，轻宣燥热，合而成方，有清养肺胃、生津润燥之功。肺居上焦，为娇脏，不耐寒热，易受损伤，且肺癌一旦形成，不断消耗正气，使正气愈虚，故对于肺癌中晚期患者，扶正必不可少。肺癌患者接受放疗治疗后常出现胃脘痞满、食欲不振、面色苍白、心烦不舒、恶心呕吐、口干咽燥、目涩无泪、神疲乏力、头晕肢乏、大便干燥等气阴耗伤的症状，贾英杰教授临证多用沙参麦冬汤为主方，气虚为主者重用黄芪，配伍党参、太子参，阴虚为主者配伍天冬、石斛等。放疗后导致放射性肺炎或气阴亏虚较重者，症见干咳、咽喉肿痛、咯血、胸痛等，可加桔梗、射干、锦灯笼、白茅根、芦根、石斛等以清热解毒、甘寒生津。

（三）圣愈汤

圣愈汤出自《兰室秘藏》，原方由生地黄、熟地黄、白芍、川芎、人参、当归和黄芪组成。具有益气、补血、摄血等功效，主治妇女月经先期而至、量多色淡、精神倦怠、四肢乏力等症。方中以川芎、当归补血活血，行血中之气，熟地、白芍养血滋阴，以黄芪、人参大补元气，以气统血，全方合用共奏益气摄血补血之效。喻嘉言论本方云："失血过多，久疮溃脓不止，虽曰阴虚，实未有不兼阳虚者，合用人参、黄芪，允为良法。凡阴虚证，大率宜仿此。"在治疗及用药上，贾英杰教授强调治疗肺癌仅用补药难以取效，仅用攻积之品恐重伤气血，若活血药物与养血药物相结合，其功效可倍增。肺癌患者化疗后骨髓抑制者，以圣愈汤为基础方临证化裁，加用补骨脂、骨碎补、鸡血藤等以补血生髓，益气活血不伤正，且有利于化疗后患者正气恢复。化疗后骨髓抑制合并骨痛者，可加用乳香、没药；如见出血过多，可加用蒲黄、三七、茜草；瘀血较多者，可加用红花、桃仁；腹胀纳呆者，可加用木香、厚朴；饮食欠佳者，可加用砂仁、白蔻仁等。

（易丹　王娜）

中篇

全程管理，防治结合
中西汇通，优势互补

第五章 先证而治，截断病势

第一节 未病先防，预防肺结节产生

随着国民生活水平的提高，人民对自身健康问题的重视程度也越来越高。近年来随着医疗技术的不断进步及体检的大规模实施，新增肺结节的检出率已升至 22%～51%，正常人患肺结节的概率在 13.9%～35.5%。肺结节是指肺部影像学表现为直径 ≤3cm 的局灶性、类圆形、密度增高的实性或亚实性阴影，多呈孤立性或多发性。早期肺结节常无明显症状，部分可出现咳嗽、咳痰、胸闷、气短、情志抑郁等非特异性表现，通常不被重视，由于大部分早期肺微小结节病理采集困难，缺乏相应的病理诊断，因此西医学主要以随访观察为主，暂无针对性的治疗药物，缺乏有效的科学管理，存在较长的空窗期，而中医药干预在控制结节发展、降低肺结节危险程度、抑制肺结节向肺癌转化方面具有潜在优势。本节将从肺结节的病因病机、体质特点、辨证分型出发，阐述中医药治疗早期肺结节的优势，探讨如何发挥中医药的优势，做到未病先防，既病防变。

一、肺结节的病名归属

中医以辨证论治为核心，认为"有诸内必形诸外"，通过望、闻、问、切进行辨证分型，因无法直接观察到肺部的微小结节，故无"肺结节"这一病名的确切记载，根据中医古籍对肺部相关疾病证候特点的描述及现在中医对肺结节理论认识的逐渐深入，大致可以将肺结节归属于"痰病""咳嗽""喘证"等。《杂病源流犀烛·积聚癥瘕痃癖痞源流》记载："邪积胸中……正不得而制之，遂结成形而有块。"描述了肺中积块的形成与正气不足有关，良性肺结节生长缓慢、病变范围局限、进展缓慢的特点符合中医痰病的"逐渐蓄积，可积聚成瘤"的特点，故可以将其归纳为"痰病"的范畴；在《难经·五十六难》中提到肺的宣发和肃降失常，肺气上逆，引起肺络阻塞，造成咳嗽、喘促、咳痰等症状，因此可将其归属于"咳嗽""喘证"；亦有医家总结其发病部位及致病特点，将其归结于"瘿瘤""肺疽""喘证"等范畴。

二、肺结节的病因病机

准确辨别肺结节的病因病机是预防和诊治肺结节的理论基石，西医认为肺结节主要跟性别、年龄、压力、工作环境、吸烟、饮食习惯、长期接触有毒有害物质等有关，同时也跟慢性炎症、结核、肺部良性肿瘤（错构瘤、硬化性血管瘤、不典型腺瘤样增生）等有关。目前，中医关于肺结节的病因病机及预后转归尚未形成统一认识。贾英杰教授在肺结节的病因病机上有独到的见解。他认为，肺结节的发生主要是正气虚损，再加上烟毒的长期刺激及情志抑郁，致气机郁滞，痰浊郁肺，发为结节，总的病机为本虚标实。《素问·经脉别论》细致描述了津液在各个脏腑代谢的过程，其主要和肺、脾、肾、三焦相关。肺为华盖，居高位，为水之上源，主通调水道，人体正气亏虚，脏腑功能受损，肺气虚失于宣发肃降，易出现水液代谢失常，进而留滞化痰成积。脾位于中焦，主运化水液，为三焦枢纽，脾气虚则气机斡旋失司，水液代谢失常，津液不得输布，津聚成湿，湿聚成痰，痰浊壅滞于肺，形成痰湿等病理产物，有形之邪相互胶结，进而发为结节。肾位于下焦，为胃之关，主水，肾气不足，则水湿痰浊不化，促进肺结节的形成。三焦为原气之别使也，决渎之官，通行一身水液，若其失于通调，则津液敷布失司、排泄障碍，最终津液停积体内化而为痰，致痰浊郁肺；肺为娇脏，经口鼻与外界相通，烟毒雾霾之邪首先犯肺，不仅损伤肺气，且毒邪久结不解，与有形之邪积聚而成结节。《灵枢·本神》云："愁忧者，气闭塞而不行。"说明情志抑郁可导致气机郁滞，肝主左升，肺主右降，两者共司气机之升降出入，肝失疏泄，升发不及，影响肺之肃降，气机郁滞，气不行则水停，气滞水停，痰湿郁闭，日久成结，久结成块，最终形成肺结节。

三、肺结节的辨证分型

贾英杰教授认为肺结节的辨证应结合患者自身体质，气虚患者以脾虚最为常见，脾虚无力运化水湿，水湿积聚，不得运化布散，湿聚成痰，形成脾虚痰湿证；气机郁滞患者以肝郁最为常见，肝失疏泄，不能调畅气机，气机不畅，情绪抑郁，进而导致肝郁气滞证；痰湿体质者，痰湿易困脾，致中焦气机运行之枢纽失常，致痰湿积聚，而脾为肺之母，母病及子，可致痰浊郁肺证；痰浊停于肺中，气机不畅，易郁而化热，形成痰热壅肺证，若日久热邪耗气伤津，亦可形成气阴两虚证；若患者长期吸烟，烟毒停聚，熏灼津液，可形成热毒伤阴证。

四、预防为主，扶正培本

中医历来重视疾病的预防，中医治未病思想更是历史悠久，《素问·四气调神大论》曰："是故圣人不治已病治未病，不治已乱治未乱，此之谓也。"《难经·七十七难》曰："所谓治未病者，见肝之病，则知肝当传之与脾，故先实其脾气，无令得受肝之邪，故曰治未病焉。"均强调了未病先防的重要性，结合贾英杰教授对肺结节病因病机的认识及长期的临床经验，在明确病因病机的基础上，通过补益肺气、益气健脾的药物补充人体脾肺之气，扶助人体正气，通过疏肝理气的药物配合太极拳、八段锦等畅达气机，调畅情志，再用化痰利湿之品，罢黜痰湿之邪。同时，贾英杰教授重视饮食疗法，善用一些药食同源之物，如山药可以健脾益肺，改善体质，防止肺结节进展及恶化；党参，能益肺养气，扶助人体正气，提高免疫力；川贝、百合、梨煮水，长期饮用也能达到润肺止咳的效果。临床上大部分结节都是良性结节，多食养脾益肺的食物，禁烟减少有害气体的吸入，保持心情舒畅，适当运动有利于肺结节消散。

（孙彬栩　李文杰）

第二节　肺结节病干预阶段

贾英杰教授认为肺结节发病的起始因素是正气虚损，中心环节是气机郁滞，病理产物是痰浊。在治疗上贾英杰教授独创黜浊培本法，采用补脾、益肺以培植正气；化痰、散结以内化"浊邪"；宣肺、通腑以祛邪外出，配合引经药物及独特配伍理念，在肺结节的临床治疗中收到了良好效果。

一、谨守病机，黜浊培本

（一）宣肺以散浊邪

肺结节发病的中心环节为气机郁滞，气机郁滞则津液布散失司，聚而成痰，久而成积。宣肺可调节气机，促进津液代谢，加速浊气排出，减缓肺结节的进展。贾英杰教授认为，肺属金，应秋之气，易化燥、易郁闭，调肺之药，不能过于温燥，否则容易伤肺阴；不能过于寒凉，否则容易敛肺气；不能过于滋补，否则容易生痰化热。正如《温病条辨·治病法论》言："治上焦如羽，非轻不举。"因此，贾英杰教授多用轻宣芳化之品以畅肺气、散邪气，如用金银花、连翘、淡豆豉、荆芥穗、芦根、苏叶、霜桑叶、枇杷叶等。

贾英杰教授在多年的肺结节治疗实践中发现，金银花 30g 配伍连翘 15g 不仅有良好的宣肺、清热、散结之功，亦有去除烟毒之效，对于长期吸烟、喜肥甘厚味之人尤为适合。《本草经集注》言金银花"久服轻身，长年益寿"，若患者伴有干咳可配霜桑叶 10g、枇杷叶 10g 宣肺止咳；若患者伴有咳痰则用苏叶 15g、苏梗 20g 宣肺理气化痰；若兼有肺热则用石膏 10g 宣肺清热。

在临床实践中，贾英杰教授受《素问·阴阳应象大论》的启发，用药时常阴阳相参、宣降相因、散敛相济，比如在宣肺的同时配伍肃降之品，如枳壳 15g、葶苈子 15g 等助肺肃降；配伍少量敛肺之品，如白芍 10g、五味子 10g 以防止宣发太过造成耗伤肺阴、损伤肺气；配伍补肺之品，如太子参 15g、黄芪 15g 以宣补兼施、攻补兼用。总之，宣肺在肺结节的治疗中起着重要作用，轻宣芳化在肺结节的治疗中扮演着重要角色。在临床应用时，又不可过于拘泥，如肺气郁闭较重亦可用麻黄、桂枝之类。只要在病理上能因势利导、给邪出路，在生理上可宣畅气机、调畅肺气，均是宣肺治法的范畴，均能在肺结节的治疗中应用。

（二）通腑以畅气机

1. 通腑以肃肺泄热

肺与大肠相表里，手太阴肺经起于中焦，下络大肠，还循胃口，上膈属肺，腑气不通，则易出现肺气肃降失常，发为咳嗽。六腑以通为用，以降为和，腑气不通则胃气不降，郁而化热，炼液为痰，上输于肺，久而成结。因此，在肺结节的治疗过程中应时刻注意通腑，通腑不仅有利于排出"浊邪"，促进结节消退，还可肃降肺气，缓解咳嗽症状，正如吴又可所言："注意逐邪，勿拘结粪。"在临床实践中，贾英杰教授常用瓜蒌 30g、紫苏子 15g、莱菔子 15g 以通腑降肺，治疗肺结节伴有肺热咳痰者。若伴大便不通可加大黄 15g 以加强通腑之力，若兼水饮阻肺可加桑白皮 15g、葶苈子 15g 以增强利水之功。

2. 通腑以疏肝和胃

贾英杰教授认为大肠与肺，五行属金，克制肝木，因此通畅腑气，可缓解肝郁，改善患者心情，有利于肺结节的预防和治疗。故在临床中，对于肺结节伴有肝郁（胁肋胀痛、胸闷、舌质暗，脉弦等）的患者，贾英杰教授常用厚朴 15g、枳壳 20g、大黄 10g 等以通腑畅肝，改善气郁状态，缓解患者焦虑紧张的情绪。《素问·逆调论》中言："胃不和则卧不安。"通腑还有利于和降胃气，促进睡眠，提高食欲，改善患者精神状态。因此在临床中，对于肺结节伴有失眠的患者，贾英杰教授常用半夏 15g、莱菔子 15g 和降胃气，改善失眠；对于肺结节伴有食欲不佳者，常用炒麦芽 15g、焦神曲 15g、鸡内金 15g 消积导滞，改善食欲。

（三）健脾以断痰源

脾为生痰之源，肺为贮痰之器。《素问·经脉别论》中言："饮入于胃，游溢精气，上输于脾，脾气散精，上归于肺。"脾失健运，则津液气化不足，聚而生痰，上输于肺。脾为肺之母，脾气不足，肺气易虚，肺气虚弱则津液难以输布，聚湿生痰，日久不化，则形成肺部结节。因此，健脾益肺有利于抑制肺结节的发生发展，预防肺结节的形成。

在临床实践中，贾英杰教授多以健脾为主，正所谓"培土生金"，脾健则肺虚易复，常用药物有党参、太子参、白术、茯苓、山药等。贾英杰教授认为虽然脾喜燥恶湿，但是对于过于温燥之品仍需慎用，防止伤津耗气，如附子、干姜等。对于湿邪较重的患者，贾英杰教授常用苍术 10g、陈皮 10g、藿香 10g、佩兰 10g 等祛湿醒脾。贾英杰教授认为"补"不是问题，"运"才是关键，大量滋补，若不运化，不仅不能缓解病情，还会生痰化热，加重病情。因此在临床实践中，对于脾胃虚弱的患者，贾英杰教授常在补脾的同时配伍厚朴 15g、枳壳 20g、莱菔子 20g、炒神曲 15g、炒麦芽 15g、鸡内金 15g、连翘 10g 等以助脾运，防止滋腻不化。

贾英杰教授认为，肺朝百脉，主治节，因此肺气虚弱，则容易出现血行不畅，心主血液的生成和运行，故对于肺气虚弱的患者可以适当补心气，以助血行，防止形成瘀血，药用人参 15g、红景天 15g 等。对于老年患者，确有肾不纳气的症状，可以适当使用沉香 20g、补骨脂 15g 等。总之，在肺结节的治疗中，健脾是重要方法，也是贾英杰教授比较推崇的方法，是治本之法，可以贯穿肺结节治疗的始终。

（四）化痰以除病体

化痰是治疗肺结节的治标之法，在于去除病体，贾英杰教授认为痰浊是肺结节产生的病理本质，因此化痰是治疗肺结节的主要手段，若有恶变倾向可加活血散瘀之品。化痰在此有两层含义，一为化结节之痰，二为化有形之痰。对于化结节之痰，应用化痰兼散结之品。贾英杰教授认为，荔枝核配合橘核有较好的散结之效，故临床常用荔枝核20g、橘核20g配合浙贝母20g、牡蛎15g、半夏15g以化痰散结，伴有阴虚者仿麦门冬汤配伍麦冬10g、天花粉15g，阴虚兼内热者仿消瘰丸配伍玄参15g、知母15g。半夏配茯苓、甘草也是贾英杰教授常用的配伍之一，现代临床研究发现其对肺结节有较好的治疗作用。

对于有形之痰，则根据痰的颜色质地配伍不同的药物。痰白质清、似涎者，采用温化寒痰之法，配伍半夏15g、干姜10g、细辛6g等；痰黄质黏者，采用清热化痰之法，配伍瓜蒌30g、胆南星15g、桔梗15g等；痰白质黏者，应细察精详，判断寒热属性。贾英杰教授认为，痰白质黏多为肺热初期，不可妄用温化，要仔细观察舌象，明确寒热。患者若没有出现明显的舌淡、苔白、边有齿痕，脉沉等体虚的表现，对于痰白质黏的治疗，清热化痰法往往要优于温化寒痰法，因为温化寒痰往往造成患者出现化热的表现，因此贾英杰教授对于痰白质黏者，常配伍瓜蒌20g、浙贝母15g、苏子15g等。贾英杰教授认为，气行则痰化，因此在化痰的同时往往需要配伍行气的药物，如厚朴15g、枳壳20g、苏梗15g等。

二、强调病因，化解烟毒

现代研究表明，肺结节的形成与吸烟及空气污染相关。贾英杰教授认为有毒烟雾及气体从鼻入肺，损伤肺脏，伏而不去，日渐累积，化为浊毒，浊毒与痰互结，加速肺结节的形成。贾英杰教授认为烟毒初入肺脏，病在气分，日久可入血络，在气分时，治疗应以清热解毒为主，药用白花蛇舌草 15g、猫爪草 15g 清解烟毒，热象明显者配伍半枝莲 15g、半边莲 15g 加强清热解毒之功；烟毒熏灼肺脏，可耗伤津液，出现津液亏虚，阴液不足，此时可配伍百合 15g、知母 15g、天花粉 15g。若日久入络，出现有瘀象（舌紫暗或有瘀斑），则辅以化瘀通络，药用旋覆花 15g、川芎 15g。若患者没有热象，则说明患者感邪不重或正气亏虚，可用宣肺或扶正祛邪之法。

三、善用引经，靶向病所

药物的归经理论是中医的特色治疗理念，指导着中药的临床应用。现代研究表明，桔梗、牛膝、柴胡等引经药可以增强治疗效果，但对于是否可增加相应器官的血药浓度仍不明确。贾英杰教授认为，从中医角度出发，参考历代医家经验，引经药物确有良好效果，值得在临床推广应用。贾英杰教授认为，花叶类药物质轻上浮，具有天然引经效果，对于肺部疾病的治疗具有较好的疗效。桔梗为舟楫之剂，可载药上行，常作为肺的引经药物使用。

临床实践中发现，女性肺结节患者常伴有乳腺结节、甲状腺结节，此与肝郁气滞相关，贾英杰教授常在治疗肺结节的基础上，配伍柴胡引药入肝胆经，辅助治疗乳腺及甲状腺结节，往往会收到不错效果。贾英杰教授认为，引经药物用量不宜超过 10g，否则可能会导致引经效果减弱。

贾英杰教授指出，肺结节病乃本虚标实之证，正气亏虚乃病结节之本，气机阻滞、痰浊壅结乃病结节之标，治当"始终扶正，时时祛邪"，而把握扶正与祛邪的力度与时机是治疗的关键，患者患病初期，若舌暗而质老，则当以祛邪为主，兼以扶正；患者经治后若舌质转嫩，而舌色转淡，则当以扶正为主，兼以祛邪，故治疗疗效与用药时机密切相关，治疗过程中定要谨守病机，随证辨治，方可药到病除。

（孙彬栩　欧妍）

第六章　既病防变，阶段治疗

第一节　围手术治疗阶段

根治性肺癌切除术（包括肺叶切除术和系统的肺门、纵隔淋巴结清扫/采样术）在可切除的肺癌系统治疗策略中占据绝对核心的地位。开胸肺叶切除术是最早用于外科治疗肺癌的一种术式，被视为治疗肺癌的金标准术式。但是，开胸手术给患者带来许多不利影响，包括造成很大的手术伤害、长期的术后慢性疼痛、较高的术后并发症以及术后康复需更长时间等。尽管随着微创外科理念的提出和腔镜技术的不断完善，包括微创肺叶切除术甚至机器人辅助胸腔镜手术等进入临床选择，上述问题仍不能完全避免。

一、术前阶段

手术虽是可切除肺癌的主要治疗方法，但高龄肺癌患者存在不同程度的心肺功能减退，术前冠心病、慢性阻塞性肺疾病等伴发疾病较多，无心肺基础疾病的患者常常也因高龄、原发肿瘤等因素出现低心肺功能，这不仅增加了手术的危险性，也使术后并发症增多，甚至部分患者可能失去手术机会。当前，对于术前高龄或低心肺功能的肺癌患者主要的措施以运动训练为主，具体方法包括腹式呼吸、激励式肺量计训练、吸气肌力量及有氧训练、咳嗽排痰训练等。已有研究证实，术前预康复对于患者的肺功能和运动耐力均有良性影响。

虽然肺康复训练有着经济安全、简便易行等优点，但其较长的治疗周期可能导致手术时间拖延而错过最佳手术时机，使用药物干预以缩短术前肺康复周期已成为当前的重要研究方向。在药物选择上，西医常选用雾化吸入糖皮质激素或支气管扩张剂，并配合抗生素和其他祛痰药物等。尽管这种方式可以改善近期肺功能，但对于改善患者心肺功能益处有限，并不能显著降低高龄或低心肺功能患者的术后并发症发生率。

（一）培补肺金，化痰黜浊

贾英杰教授提出高龄或低心肺功能的患者中医往往诊断为肺气虚损、痰浊壅肺。肺虚不固，故致外邪犯肺，宣降失常，可见恶寒、发热、咳嗽等症状；肺气虚损，邪易入里，壅滞于肺，炼液为痰，痰浊郁阻于肺，肺机不利，可见咳嗽、痰稠、胸痛等症状。主要核心病机为正虚邪实，因此治疗上以补益肺气、肃肺化痰为主要治法。常选用黄芪、白术、紫苏子、葶苈子、甘草等药物，取黄芪补而不敛邪、益卫固表、补气扶正之功；配合白术健脾益气、利水燥湿；紫苏子具有化痰止咳、润肺平喘、宽胸理气之效；葶苈子苦降辛散，可泻肺平喘、利水消肿；瓜蒌具有清热化痰、利气宽胸、散结消痈的作用，甘草调和诸药，同时往往稍佐软坚散结之品，以求控制术前肺癌进展。全方补虚泻实、攻补兼施，共起扶正固本、补肺益气、化痰开壅之效。

（二）重视情志，心身共调

肺癌术前患者常因惧怕肺癌确诊而思虑过度，导致出现抑郁、焦虑等心理问题，可对患者的治疗效果和生活质量产生明显的负面影响，而中医心理疗法源远流长，对改善抑郁、焦虑等情志问题具有良好效果。《黄帝内经》被认为是最早记载医学心理学的论著，《素问·灵兰秘典论》言"主明则下安""主不明则十二官危"。中医心理疗法的主要方法包括五音疗法、言语开导、移情易性、情志导引、情志相胜等。其中，五音疗法是根据"五脏相音"理论，将五脏与五音对应联系在一起，强调不同调式的音乐对人的身心具有不同的影响，以此来调理脏腑阴阳。贾英杰教授团队在临床上开展五音疗法改善肿瘤患者情志的治疗收到了较好的临床疗效，证实了五音疗法可通过改善焦虑、抑郁达到协同抗肿瘤作用。此外，贾英杰教授团队亦开展了多项关于针刺、穴位贴敷等非药物疗法改善肿瘤相关性抑郁状态的临床研究，均获得了较佳的临床疗效。

（三）导引训练，药食双补

贾英杰教授还非常重视中医锻炼方法和中医膳食调养在术前阶段的作用，如八段锦等中医传统锻炼方法可通过"开、合、提、落、屈、伸、降、旋、收"等相应动作，合理地调整呼吸吐纳，以增强心肺功能。现代研究也证实，八段锦锻炼后可使呼吸肌增粗、肌力增强、一定程度上防止小气道闭塞和狭窄、增加气体排出，改善肺通气；同时八段锦锻炼可缩短左心室射血前期，延长射血期时间，提高心脏每搏输出量和每分钟搏出量，同时对提高血管弹性、稳定血压、改善心血管循环状态均有一定的作用。

中医药膳源远流长，以中医药理论为指导，把不同药物与食物进行合理配伍组方，具有传统饮食的色、香、味、形特点，又可以达到保健、防病、治病等作用。贾英杰教授指出，药膳的选用上考虑到低心肺功能的患者常表现为舌淡暗、苔薄白、脉细弱或细数。

治疗上应以补益元气，兼化痰瘀为主。在原材料的选用上应以平补、清补为宜，可选用粳米、玉米、红小豆、四季豆、丝瓜、木耳、大枣、土豆等食物。贾英杰教授指出，党参薏苡仁排骨汤、乳鸽三味汤、淮山蒸鸡及杏仁当归炖猪肺均是较好补益心脾的药膳方。

二、术后阶段

虽然先进的外科技术为肺癌患者生存率的提高带来了越来越多的益处，但是临床上仍有约 25% 的患者于肺癌术后出现不同程度的术后并发症，对患者的术后生存率、预后、转归、生活质量等造成不同程度的影响。其中，峰值摄氧量与心肺功能的降低（表现为用力肺活量、一秒钟用力呼气容积等）尤为显著。一般来说，肺癌术后患者常常存在肺扩张能力受限、运动耐量降低、心肺功能受损、运动中代谢功能降低及日常运动受限等情况。因此，目前对于肺癌术后并发症的干预被认为是有意义的。

值得一提的是，肺癌术后并发症并不止局限于支气管吻合口瘘、支气管胸膜瘘、肺炎、肺不张、血胸、呼吸功能不全、术后低血压、心律失常、心脏压塞等生理并发症，还包括焦虑、紧张、害怕、孤独、易怒、不合群、仇恨、沮丧、抑郁、自闭及自杀倾向等心理并发症。

其中一些并发症可随着手术所致的全身性炎症反应逐渐缓解，心肺功能的代偿启动和机体功能的恢复于术后 4 个月内缓慢减轻。但另一些并发症持续时间可超过 4 个月，甚至可长期持续或转为慢性。对于短期术后并发症，西医提出如术后早期雾化吸入、预防性使用抗生素、促进肺复张，必要时再次开胸手术等解决措施；有研究证实，肺癌患者术后的康复运动对于患者的呼吸功能、体能、生活质量等均有着积极的影响，可起到提高骨骼肌力量和血氧饱和度、改善呼吸肌力量和机体适应度的作用。故对于长期或慢性术后并发症，主要以包括缩唇呼气法和深呼气法在内的呼吸功能锻炼（呼吸康复运动）为主，但该疗法的疗效欠佳，其有效治疗手段仍当进一步探索。贾英杰教授提出可使用中医药治疗肺癌术后患者的并发症，改善患者的生存质量。

（一）气血双补，谨防有变

肺癌术后并发症的发生，主要责之于气血亏虚。气血是构成人体和维持人体生命活动的基本物质，气血相互依存，相互制约，相互为用，不断对全身各脏腑组织器官起到充分的营养和滋润的作用。《素问·评热病论》云："邪之所凑，其气必虚。"《活法机要》云："壮人无积，虚人则有之。脾胃怯弱，气血两衰，四时有感，皆能成积。"恶性肿瘤的发生，根本原因是气血亏虚，同时兼有手术创伤，耗气伤血，元气更伤，余毒未展，邪热余毒蕴积胸中，阻滞气机，肺失肃降，肺气上逆，故见咳嗽、喘息；手术伤络，使离经之血无有归处，同时气虚难以推动血行，瘀血阻滞，故见疼痛；其余并发症虽各有标邪，但总不离气血亏虚、瘀血停滞这一总的病机。

治疗上，贾英杰教授提出"黜浊培本"根本大法，在术后阶段应以培植本元、扶助正气为主，兼以黜浊治标。培本原则指导下常选用黄芪、当归等药，取黄芪"补气诸药之长"的效果以亟亟补气为要，以期气旺血生，并取当归活血补血之效，使补中有动，行中有补。同时佐以枳壳、厚朴、莱菔子、鸡内金、陈皮等疏理气机之药，使补而不壅，滋而不腻。

（二）脏腑同调，疏利气机

肺与大肠通过经脉互为络属，大肠是传化糟粕之腑。大肠传导正常，腑气通畅，气机调顺，启闭有度，则有助于肺气的正常宣降。

通导大肠一方面有利于肺气肃降，肺气下降，壅滞易除；另一方面可使瘀血余毒随大便而出，给病邪以出路。故黜浊上以清热降肺、通腑泄浊为大法。常选用柴胡、半夏、大黄、浙贝母、连翘等药，其中柴胡具有升降二性，其气轻而升浮，味苦而降泄，功能疏达半表半里之气机；半夏辛温性升，辛开散结，和胃降逆，从而起到内泄热结，通导大肠之功；术后邪热瘀血蕴结胸中，阻滞气机，不通则痛，故予大黄开泄热结，活血止痛；术后元气更伤，余毒未展，故予浙贝母、连翘以清热解毒，消痈散结；术后津液亏损，予知母以润肺止咳，芦根清热生津，最终使得术后并发症得以缓解。

（三）立体疗法，辅助恢复

除中药汤剂之外，贾英杰教授还提出了应当以中医辨证理论为核心，结合中医锻炼方法（太极拳、八段锦等）、中医饮食调理、针灸推拿、膏方调理等共同参与肺癌患者术后恢复。同时，我们必须认识到，术后并发症的发生及严重程度与术前患者的基本情况密切相关，改善术前患者的心肺功能和基础疾病情况同样是预防和治疗肺癌术后并发症的重要内容。

（黄敏娜　徐竞一）

第二节　化学治疗阶段

当前肺癌临床治疗中使用的化疗药物大多数属于细胞毒类药物，通过影响核酸、DNA、RNA、蛋白质合成等途径抑制肿瘤细胞生长增殖。全身性化疗药物普遍具有选择性差的缺点，在抑制肿瘤细胞的发展过程中同时也对人体正常细胞造成了极大破坏，表现出一系列化疗的毒副作用，如骨髓抑制、消化道反应、周围神经损害、肝肾功能损伤等。这些不良反应的发生会导致化疗药物剂量减量或者中断治疗，从而降低疗效，导致肿瘤进展。贾英杰教授通过临证经验证实中医药治疗可减少化疗毒副反应，促进患者体质恢复，减少肿瘤复发和转移，提高治疗效果，延长生存期。

贾英杰教授认为，肺癌患者本就癌浊壅盛，加之化疗药毒侵袭，以致正气亏虚，癌浊更盛，故极易出现化疗相关不良反应。贾英杰教授结合未病先防、既病防变的中医理论提出了中医药介入肺癌化疗阶段应当遵循提前介入、全程管理、终身照护这三大原则。

一、提前介入，击其半渡

癌浊犯肺，影响肺之宣降，肺气不利，不得布散周身，使浊毒内聚，弥而不散，久则耗精伤血，终致机体气血亏虚。化疗药物性多寒凉，本为邪毒，取以毒攻毒之意，其侵及机体骨髓精气，致髓亏精耗，本源空虚；也可直中脾胃，使脾胃运化失司，气血生化乏源，而使脏腑俱损，气血皆伤。可见，正气亏虚是化疗相关骨髓抑制的发病基础，而癌浊久煎，或药毒伤脾，终致气血生化乏源，髓亏精耗。临床常见头晕、耳鸣、腰膝酸软、乏力、纳差、面色苍白等骨髓抑制之表现。贾英杰教授强调临床应以培植本元为基础，辅以黜浊之法，平衡培本与扶正的力度。骨髓抑制一旦形成，往往较难纠正，因此贾英杰教授提出中医药应提前介入肺癌化疗阶段，一方面可以在药毒临身之前鼓舞正气，健运脾胃，使药毒不能久留，化生癌浊；另一方面则填精益髓，使患者本元得固，则癌浊难以深入。下面以化疗后骨髓抑制为例进行阐述。

（一）培本当先，益精生髓

贾英杰教授认为，防治化疗后骨髓抑制，当以培植本元为主，兼以黜浊解毒。常用培本方法如下。

1. 补气生血法

中医学谓"有形之血不能速生，无形之气所当急固"，贾英杰教授临床上常常使用大剂量黄芪做补气之用，以 30g 为初始量，甚则用至 90g、120g，以其扶正而不敛邪，体现了"重剂起沉疴"的临床思想，临证常配伍太子参，以期气旺血生。

2. 脾肾双补法

血的生成离不开脾肾二脏，一者脾胃为气血化生之源，中焦受气取汁变化而赤是谓血；二者肾藏精，精血同源，骨髓抑制病在骨髓而肾主骨，生髓。临证时，贾英杰教授多用脾肾双补，喜用四君子汤合六味丸，认为中焦不得健运，峻补、真补亦难奏效。因此初期以健脾为主，益肾为辅，常"七分健脾，三分益肾"；待到中焦脾胃健运，则调转矛头，峻补下焦，常"五分健脾，五分益肾"。

（二）黜浊解毒，给邪出路

黜浊解毒，意在祛除体内癌浊、药毒、瘀滞而助气血运行。化疗后药毒、癌浊与瘀血相互裹结，若一味培本但不黜浊，则见药毒不解，毒根深藏，正虚更甚，瘀滞更重。因此，黜浊解毒是防治化疗后骨髓抑制的必用之法，陈气宿血有径可排，优质气血才可新生。尤其要注意解毒药物的选择及用量，需根据患者的正虚程度，酌情加减。临证常选用猫爪草及白花蛇舌草、石见穿及铁包金等对药，相辅相成，灵活权变。

（三）理气助补，事半功倍

贾英杰教授提出，凡大补之品多有滋腻，而使三焦气机升降出入不利，因此提倡理气助补之法，在扶正方药中，稍佐疏理气机之品。肺癌病于上焦，故疏理肺气至关重要，对于肺气壅滞的患者，贾英杰教授常将炒紫苏子、炒莱菔子、葶苈子三子合用，以降肺气。同时，基于"肺与大肠相表里"的中医理论，贾英杰教授认为腑气通畅则肺气宣通，故常予通腑之药如大黄、芦荟等以通腑泄浊，以助肺之宣发肃降。此外，贾英杰教授认为中焦脾胃乃三焦之枢，枢机运转，则三焦道路畅然无碍，故常用枳壳、厚朴、莱菔子等通降之品，疏利中焦气机，以助肺气肃降。

二、全程管理，勿使有失

贾英杰教授提出，在化疗阶段应使用中医药进行全程管理。贾英杰教授将整个化疗周期分为化疗前期、化疗期与化疗间歇期，认为中医药应提早介入化疗前期，鼓舞正气，助患者完成足期治疗；在化疗期及化疗间歇期，中医药应发挥减毒增效之功，提高化疗疗效，减轻化疗不良反应的发生。贾英杰教授强调，化疗间歇期是尤为重要的窗口期，中医药在此时应充分培补本元，激发元气，为患者下一阶段化疗创造更好条件。以消化道不良反应为例：

消化道不良反应是肺癌化疗常见毒副反应，表现为恶心呕吐、腹胀、腹泻、食欲不振、便秘等。消化道不良反应会加剧患者对治疗的恐惧，影响患者的生活质量，而严重的呕吐、腹泻还会导致水、电解质失衡，心肾功能不全，严重影响化疗疗程。

化疗药物多为峻剂，尽管对癌浊可取得"以毒攻毒"的抗邪效果，但与此同时对全身正气，包括各个脏腑和气血津液皆有严重的损害。贾英杰教授临床常选用二陈汤加减治疗化疗相关消化道不良反应，其中辛温之品半夏作为君药，散结除痰，又善降逆止呕；臣以干姜之辛热以温中散寒，黄连之苦寒以泄热开痞。有气滞者，加用莱菔子、厚朴、枳实；食积者，加鸡内金、槟榔。诸药合用，共奏调和脾胃、补气和中、降逆消痞之功效。

三、终身照护、养身长全

许多化疗相关毒副作用并不会随着化疗的结束而消失，诸如周围神经病变等不良反应常常伴随患者一生，这些不良反应被称为延迟反应或终身反应。贾英杰教授认为，中医药除了参与化疗全程外，更需要对化疗结束后患者的长期生存提供帮助，其治疗方法并不仅限于中药汤剂，还应结合针灸、推拿、中医养生锻炼与膳食指导等，使中医药扮演终身照护的角色。以周围神经病变为例：化疗药物在消灭肿瘤细胞的过程中，会无差别地损坏正常细胞，其对周围神经或自主神经造成损伤而产生的感觉障碍被称为"化疗后周围神经病变"。该不良反应呈剂量限制性，是制约化疗药物应用的重要因素。其表现形式多种多样，最常见的主要起源于四肢末端，呈对称性的感觉异常、弱化或缺失，患者多自感烧灼、刺痛和麻痹等。

中医学认为，化疗药物引起的外周感觉神经病变多以麻木症状为主，故将之归为"痹症"范畴。病因总属气虚则无力推动血的运行，经脉、肌肤得不到气血的温煦与濡养；血虚则经脉空虚皮毛肌肉失养；风寒痹阻，痰瘀阻滞致气血运行受阻，而致气血两虚，营卫失调，筋脉失养，络脉瘀阻，总属本虚标实之证。

贾英杰教授认为，"瘀"是造成这一病理过程的重要因素，基本病机为化疗药毒损伤机体，而致气虚推动无力，血行无力，导致瘀血阻络。临床上常使用大剂量黄芪为君药，以大补元气，推动血液运行；以当归为臣活血补血止痛，有祛瘀而不伤血之妙；并配合使用川芎、赤芍、桃仁等药增活血通络之力；鸡血藤、红藤等增通络之效。对于麻木经年不愈者，在重剂黄芪的基础上，还常配合动物药，如全蝎、蜈蚣、蕲蛇之属，每每奏效。诸药合用，使气旺血行，瘀祛络通。

（黄敏娜　赵璐）

第三节　放射治疗阶段

放射性治疗是中晚期肺癌患者或不能接受手术治疗的肺癌患者的主要治疗方式之一，其原理是利用放射线离子与机体组织细胞之间碰撞释放的高能量，直接损伤细胞的脱氧核糖核酸（DNA），从而杀死肿瘤细胞，以治疗恶性肿瘤。放疗可单独应用或联合全身药物治疗，根据治疗目的分为根治性和姑息性。在放疗过程中，除癌组织细胞吸收射线外，正常肺组织也受到放射线辐射，引起不同程度的损伤。放射线作用于正常肺组织可减少肺泡表面活性物质，导致局部组织渗出、肺泡间质水肿、胶原纤维增生，出现放射性肺损伤。早期可无明显症状，后期可出现肺组织纤维化，表现为严重呼吸困难，致死率极高。除放射性肺损伤之外，肺癌的放射性治疗可导致放射性食管炎的发生，亦能影响肺癌患者机体免疫功能，同时引起食欲不振、精神倦怠、疲乏等症状。此外，肺癌转移灶，如脑转移灶、骨转移灶的放疗可引发放射性脑水肿、放疗所致骨髓抑制等问题，极大地影响了患者的生活质量，甚则导致患者中断或放弃抗肿瘤治疗。

如何在放疗获益的同时减少放疗所致不良反应已成为当前研究关注的重点。当前西医治疗以运动训练结合激素类药物为主，该疗法虽在临床中获得了一定疗效，但激素类药物所带来的不良反应及耐药等系列难题仍待解决，特别是目前肺组织纤维化的防治措施有限，作为肺组织纤维化的首选药物——吡非尼酮和尼达尼布在临床获益欠佳，且其高昂的治疗费用及众多的不良反应限制了其临床应用，故寻求中西医结合的方式治疗肺癌及改善放疗所致的不良反应是极具临床潜力的。近年来贾英杰教授团队以中医学理论为指导，在运用中医药疗法联合西医学治疗肺癌及肺癌放疗所致毒副作用中取得了一定疗效。

一、病因病机

　　贾英杰教授提出，对于肺癌放疗所致毒副反应当从原发灶放疗与转移灶放疗两个方面来考虑。放射线作用于机体后，有如日晒，起初表现为皮肤变红、逐渐变黑，重者可出现脱毛、皮炎、溃疡等症状体征。贾英杰教授认为，从患者症状体征来看，赤色属热，热盛则焦，热盛则肉腐，故其性热；从治疗效果上看，"痰挟瘀血遂成窠囊"，肺癌乃痰瘀胶着，深藏于肺所致，放疗可直捣病灶，缩减包块，故其性猛，属于大辛大热之品。由此，贾英杰教授指出，放疗乃火热之邪，放疗可耗气伤津而导致一系列不良反应的发生，治疗上总以清热解毒、益气养阴为主，但具体到不同脏腑，其具体病位病性有所变化，治疗方式也有所不同。本节拟通过肺癌原发灶放疗及肺癌肺外转移灶放疗两个方面，为大家介绍贾英杰教授治疗肺癌放射治疗阶段的经验。

二、肺癌原发灶放疗

（一）放射性肺损伤的治疗

　　肺为清虚娇嫩之脏，喜润恶燥，经受射线火热之毒照射后，热灼肺津，阴液耗伤，脉络失养，肺失宣降，津液输布失常，停聚肺内，放疗火热之邪炼液为痰，痰阻肺中，阻滞气机，气为血之母，气行则血行，气机不畅则血行不畅，瘀血乃生，痰瘀与癌毒互结于肺，痰、瘀、毒胶结为癌浊，进一步壅遏肺之气机，肺络受阻，故而出现清气难入、癌浊难解，表现为咳嗽、干咳或咯痰、气短等；毒邪日久，消灼肺津，肺失濡养，日渐枯萎，肺叶痿而不用，故出现咳吐涎沫、动则喘息气促等症状。可将其归为中医学"咳嗽""喘证""肺痿"之范畴，即西医的放射性肺损伤。放射性肺损伤以咳、喘为主症，主要病位为肺，后期子盗母气，脾土受累，气血生化乏源，津液无以补充，肺叶焦枯，或金水不相生，肾气虚无以纳气，咳、喘加重，故后期涉及脾肾。

在中医治疗思路上，贾英杰教授提出当以"黜浊培本"治之，黜浊即罢黜癌浊、清解火热，培本为顾护阴津、益气扶正。药物上可选黄芩、黄连、金银花、连翘等以清热解毒，北沙参、玉竹、麦冬、天花粉以养阴生津；同时可加入茯苓、白术、党参等培补中土以助转枢气机。在使用中医药治疗的同时，联合^{125}I粒子植入术进行局部治疗往往能获益更佳。贾英杰教授前期研究发现，消岩汤联合^{125}I粒子内放疗在中晚期肺癌中体现出协同作用，此两者联用不仅能改善内放疗带来的不良反应，缓解疲乏、食欲不振、刺激性咳嗽等症状，减缓白细胞、血小板降低，亦能缩小瘤体，达到更佳的抗肿瘤效果。

（二）肺周器官放射性损伤的治疗

肺癌原发灶放疗不仅可致放射性肺损伤，也可因肺的解剖位置和放疗靶区规划导致邻近器官的损伤，如放射性食管炎、放射性皮炎、骨髓抑制等均可由肺癌原发灶放疗引起。

其中放射性食管炎主要表现为咽干口渴、进食梗阻感或进食疼痛，中医学将其归为"噎膈""反胃"等范畴。食管与肺同处上焦胸膈，射线照射肺叶，辐射胸部，必然波及食管，而其性乖戾，可直捣营血，致津伤血燥，从而使食管干涩，而由火热之邪所致的痰瘀聚于食管，阻滞气机可致患者出现吞咽困难。治疗上，可用郁金、姜黄、川芎等药活血行气，莱菔子、紫苏子、射干等下气利咽，同时予沙参、麦冬等药顾护津液，以缓解患者症状。

放射性皮炎乃放疗耗伤皮毛津液，肌肤失于濡养，润泽功能减退，导致皮肤干燥、汗出减少、瘙痒、脱屑等症状；随之热入营血，血热交结，可见皮肤红斑；日久津亏血瘀经络阻塞，则出现灼痛，或火热毒盛，热盛肉腐，耗血动血，则出现溃疡、出血，属于中医学"烧烫伤"的范畴。治疗上应以中医内服与外治相结合，治法以清热燥湿，养阴凉血为法，药物选择上内服以金银花、黄芪、黄连、黄芩、黄柏、紫草、大黄、郁金等为主；外用上以冰片、地肤子、紫草、芦荟、龙血竭、罂粟壳为主，也可加入黄连、黄柏、黄芩等。

骨髓抑制乃骨髓造血功能受到抑制，可出现贫血、白细胞下降等体征，主要表现为乏力、头晕、腰膝酸软等症状，中医学将其归为"虚劳"范畴。放射线具有大热之毒性，中医利用其"以毒攻毒"治疗癌毒，因患者其气本虚，加之邪毒消耗气血，伤及五脏六腑，而脾乃气血生化之源，肾主骨生髓以生血，脾肾一伤则气血生化乏源，气血不充于肢体形骸则出现乏力、眩晕等症状。治疗上以健脾益肾、补气养血为主，可予茯苓、白术、山药、薏苡仁等药补脾，以生黄芪、党参、麦冬、生地黄、熟地黄、当归、白芍等药补益气血。

三、肺癌肺外转移瘤放疗

目前适用于放疗的肺癌肺外转移主要是脑转移瘤和骨转移瘤。其中，脑是肺癌常见的转移部位，常以头痛、呕吐、视力障碍等为主要症状，严重时可出现面神经麻痹、失语、偏瘫等，从而对患者生命安全及生活质量造成严重影响。目前，全脑放疗或定向伽马刀放疗是治疗肺癌脑转移瘤的重要手段，然而这种方式容易造成脑组织水肿、下丘脑功能损伤、智力低下等放射性脑损伤，导致患者术后的生存质量下降。当前除了精细化划分放疗靶区及剂量外，尚无公认的治疗方法改善放射性脑损伤。

在这个基础上，贾英杰教授团队发现中医药治疗作为肺癌晚期综合治疗中的重要手段，对于肺癌脑转移灶的放疗有增效减毒的特性，能明显改善患者生活质量、延长生存期。现将经验分享如下。

（一）肺癌脑转移的放疗

放射性脑损伤在中医中无相对应的命名，现通常将其归于"头痛""眩晕""厥逆"等范畴。病机主要为正虚邪恋，正虚既是致病之因，也为发病之果。正气亏虚乃肿瘤发生之基础，患者本气不足，脏腑功能失调，病理产物积聚于内，进一步耗伤人体正气，则正气更虚、积聚更甚，如此形成恶性循环。肺癌日久，迁延不愈，脏腑虚弱，上气不足，脑髓空虚，易为邪侵。邪恋则是本病的直接原因，放射线作为一种火热毒邪，尽管对肿瘤有着杀伤作用，可其本身热性太过，在患者本就髓海空虚的情况下，更易侵入其中，留聚为害。治疗上以益气扶正、清热解毒、祛瘀通络为主，药物选择以黄芪、桃仁、红花、川芎、九香虫、石菖蒲、补骨脂、熟地黄、当归、赤芍、全蝎、地龙、甘草为佳。其中黄芪可益气固表，使气旺以统摄血液运行，祛瘀而不伤正气，当归可活血祛瘀、行气止痛，赤芍、桃仁、红花、川芎等活血药物可助当归祛瘀活络，熟地黄滋阴养血、平补肾气，补骨脂补肾壮阳，二者合用，一阴一阳，使阳生阴长，九香虫、全蝎、地龙等虫类中药力专善走，通达内外，以助药力，石菖蒲能避秽去浊、宣发肺气、疏通脑窍；也可适当加用陈皮、胆南星等行气豁痰之品，更增开通脑窍之力。

（二）肺癌骨转移的放疗

骨转移也是肺癌常见的转移部位，会继发脊髓压迫、病理性骨折等并发症，加重病情进展，严重降低患者的生活质量。对于发生骨转移疼痛的患者，体外照射放射治疗等姑息放疗是当前的标准治疗方案。姑息放疗的总体完全缓解率虽然没有增加患者治疗的有效率，但对于骨转移的姑息性放疗可降低发生病理性骨折和脊髓受压的风险，提高患者的局部控制率，并可显著缓解疼痛，提高患者的生活质量。

但当前骨转移的放疗除了导致骨髓抑制、放射性皮炎外，还可能增加爆发痛的发生风险。同时根据骨转移瘤所在部位的不同，对于骨转移瘤的放疗可对周围其他器官造成放射性损害，如胸腰椎体转移灶的放疗常引起放射性肠炎等并发症。骨髓抑制、放射性皮炎等可根据前述内容处理，下面对贾英杰教授治疗骨转移瘤放疗后局部爆发痛及放射性肠炎经验进行介绍。

1. 爆发痛

贾英杰教授认为，骨转移瘤放疗后局部爆发痛在中医学理论中应归属于"骨痹""骨瘤"等范畴。其认为该病的病因病机为热毒伤阴，与癌浊共同耗伤津液气血，使气机不畅、气血不荣，发为疼痛。治疗上应以滋阴清热、解毒止痛为主，药物选择上可纳入桑寄生、地黄、延胡索、党参、白芍、龟甲、骨碎补、牡丹皮、当归、川楝子、川芎、牛膝等。其中，桑寄生补肝肾、强筋骨，地黄清热凉血、滋阴生津，自然铜散瘀接骨止痛，延胡索活血散瘀止痛，党参补中益气，白芍养血止痛敛阴，龟甲滋阴潜阳、益肾健骨，骨碎补活血补肾强骨，牡丹皮凉血破瘀泻火，当归补血活血止痛，川楝子行气止痛，川芎活血祛瘀，牛膝可补肝肾、散恶血。

2. 放射性肠炎

放射性肠炎临床主要症状可表现为恶心、呕吐、腹痛、腹泻、里急后重、黏液脓血便等，严重者甚至出现肠梗阻、肠穿孔及肠瘘。当前西医治疗以蒙脱石散、抗生素、5-氨基水杨酸类药物为主，疗效尚不能令人满意。贾英杰教授提出，本病中医病机为热壅肠道，燔灼津血，其中放射线为火热毒邪，热壅肠道，小肠不能受盛化物，大肠传导失职，传化失司，故清浊不分，暴注下迫，症见腹胀腹痛，食欲减退，大便稀溏或如水样且次数增多。《景岳全书·血证》曰："血动之由，惟火惟气耳。"火热盛而动血，灼伤脉络，迫血妄行，故见黑便、脓血便等症状。治疗上应以清热解毒，甘温补脾为主，药物可选白芍、甘草、葛根、黄芩、黄连、木香、薏苡仁、白花蛇舌草、茯苓、白术、山药、败酱草、桔梗、扁豆、陈皮、党参、砂仁、当归、黄芪、太子参等，寓葛根芩连汤清热解毒、缓急止痛、凉血止痢及参苓白术散甘温补脾、芳化渗湿以助运止泻之意在其中。

（刘宏根　赵璐）

第四节　靶向治疗阶段

靶向治疗为临床中表皮生长因子受体（EGFR）、间变性淋巴瘤激酶（ALK）等基因突变的患者的重要治疗方案。近年来，靶向药物如 EGFR 抑制剂、血管内皮生长因子（VEGF）及血管内皮生长因子受体（VEGFR）抑制剂、ALK 抑制剂和多激酶受体抑制剂在治疗非小细胞肺癌（NSCLC）上取得了较好疗效，但随之而来的是因其特殊的药理机制而产生的毒副作用，如皮疹、腹泻、高血压、眩晕、出血、手足综合征、疲乏、脱发、心脏毒性、肝脏毒性等。西医学对此尚无较好的解决方案，目前临床多采用多靶向药物联合使用或者对症治疗来缓解靶向药物的不良反应，故中医药治疗常成为患者的首选治疗方案且临床效果较佳。中医通过辨证论治对患者进行个体化用药，配合分子靶向治疗药物可起到减毒增效作用。

贾英杰教授指出，从"黜浊培本"思想来看，皮疹、高血压、出血等与血络关联的不良反应总病机为血虚风燥、毒瘀阻络。肺癌中晚期患者久病体虚，毒根深藏，耗伤气血，血虚生风化燥，则发皮疹；气不摄血，血逸脉外，则发出血；风火内生，痰瘀交阻，阻滞脉络，则血压升高。腹泻则因患者久病，中焦脾胃受损，运化失职，发为腹泻。下文将详细介绍此四类不良反应的具体病机及治法方药。

一、皮疹

皮疹为使用靶向药物最常见的皮肤不良反应，多分布在脂溢性区域，如面部、颈部及头部等，且多伴瘙痒，患者通常不耐受。《素问》中提到："风邪客于肌中则肌虚……外发腠理，开毫毛，淫气妄行之则为痒也。"《诸病源候论·风瘙痒候》中言瘙痒乃"体虚受风，风入腠理，与血气相搏，而俱往来，在于皮肤之间"所致，可见皮疹瘙痒为体虚邪侵所致。贾英杰教授认为，靶向药物除治疗作用外，也为一种药毒，侵袭腠理，内不得疏泄，外不得透达，郁而化热，耗血伤阴，血虚生风化燥，肌肤失养，则发皮疹。治疗上，多用白鲜皮、凌霄花、苦参等清热燥湿之品，配合蛇床子祛风止痒，生地黄清热凉血，当归养血活血，以求清热祛风、养血和血之效。除内服汤剂外，贾英杰教授亦建议患者可用药渣煮水外用泡洗，内服外用配合疗效甚佳。《EGFR-TKI 不良反应管理专家共识》中提出的使用加减荆防四物汤内服结合消疹止痒汤外洗治疗表皮生长因子受体酪氨酸激酶抑制剂（EGFR-TKI）所致皮疹瘙痒亦证实了消风养血是治疗靶向药物所致皮疹瘙痒的重要思路。

二、出血

出血在靶向药物的不良反应中较为罕见，但如若患者因服用靶向药物而出血，轻者牙龈出血、鼻腔出血，严重者可能会出现血尿、血便、大咯血、上消化道出血、脑出血，更甚者可危及生命。出血的发生多与抗血管生成靶向药拮抗 VEGF 引起血管内皮细胞的完整性破坏以及凝血功能障碍有关，且抑制 VEGF 及其受体下游通路可能促进肿瘤组织内的促凝物向循环血液中释放，并诱导某些炎性因子的释放，从而打破凝血机制的平衡。贾英杰教授指出，由于肺为娇脏，不耐寒热，药毒极易损伤肺阴，加之中晚期肺癌患者久病体虚，肺之阴血本已不足，故中晚期肺癌患者多表现为阴虚肺热证型，易发生出血。治疗上宜滋阴清肺、凉血止血。贾英杰教授常用仙鹤草、茜草、侧柏叶等凉血止血药配合三七粉冲服以化瘀止血；若遇尿血、便血等下焦出血，则用大黄炭、地榆炭等药止血；若遇咯血、消化道出血稍严重者，则嘱配合云南白药冲服以求更佳疗效。

三、高血压

高血压是抗血管生成药物所致的常见不良反应之一。研究指出，接受抗血管生成靶向药物治疗的患者高血压发生率均较前升高。抗血管药物所致高血压的发生机制尚未完全明确，可能与微血管网络稀疏、活性氧簇的合成增多等有关。中医学认为，高血压属"头痛""眩晕"等范畴。"诸风掉眩，皆属于肝"，治疗上应从肝阳、肝风论治。《高血压中医诊疗专家共识》中提出，治疗肝阳上亢型高血压，宜以天麻钩藤饮为主；痰饮内停型高血压，宜以半夏白术天麻汤为主；肾阴亏虚型高血压，宜以六味地黄丸为主。贾英杰教授赞同此观点，亦从肝阳上亢、血瘀阻络角度辨治靶向药引起的血压升高。治疗上，从天麻钩藤饮之法，常用天麻、钩藤以平肝息风，栀子、黄芩以清肝降火，折其亢阳。同时，贾英杰教授指出，在中医药治疗的同时应当结合患者具体情况加用降压药物治疗以改善高血压症状，稳定病情。

四、腹泻

腹泻是靶向药物所致的消化系统不良反应，临床表现为大便次数增多、大便性状改变（如水样便、稀便）等。腹泻可致患者出现乏力、营养不良，甚则电解质紊乱、脱水等危重情况。目前，靶向药物相关性腹泻的作用机制尚不明确，大多观点趋向于肠道蠕动变化、肠道菌群异常等多因素共同作用的结果，西医学目前仍以对症治疗为主。中医学认为，腹泻的发生责之于体虚和药毒二因，因虚则泻，因泻愈虚，其本质是以虚为主的虚实夹杂证。病位以脾为主，与肝、肾二脏密切相关。《景岳全书·泄泻》曰"泄泻之本，无不由于脾胃""肾为胃关，开窍于二阴，所以二便之开闭，皆肾脏之所主。今肾中阳气不足，则命门火衰……阴气盛极之时，即令人洞泄不止也"。贾英杰教授指出，肺癌患者久病，中焦脾胃虚弱，亦受药毒损伤，运化失职，故而泄泻；再者久病患者情志多抑郁而肝郁乘脾，或因日久伤肾，肾阳虚而脾失温煦，最终脾胃运化失常、内生湿滞，且易感寒湿，而致泄泻，故当治取中州、健运脾胃。治取中州是"黜浊培本"思想中重要的用药思路。中焦是三焦的核心，脾胃健运是三焦功能正常的前提。贾英杰教授强调健脾必先运脾，运脾必先调气。不同于李杲重升发，贾英杰教授更重通降，认为脾胃得降则三焦得通，三焦得通则癌浊可去。降气常用枳壳、厚朴、莱菔子三物，配伍焦三仙、鸡内金、砂仁醒脾开胃，浊气盛者加平胃散或佩兰、豆蔻之属以芳香化浊，气虚甚者重用黄芪、太子参之辈以大补脾土。

（李虎子　张春雁）

第五节　免疫治疗阶段

肿瘤免疫治疗是通过重启并维持肿瘤免疫循环，恢复机体正常的抗肿瘤免疫反应，达到控制与清除肿瘤的目的。肿瘤免疫治疗近年来在临床上取得了显著疗效，临床研究显示，免疫治疗后达到完全缓解（CR）和部分缓解（PR）的肿瘤患者 4 年生存率可为 58%，是化疗的 5 倍。目前临床肿瘤免疫治疗分为主动性免疫治疗和被动性免疫治疗，主动性免疫治疗包括细胞因子治疗、免疫检查点抑制治疗及肿瘤疫苗；被动性免疫治疗包括肿瘤浸润淋巴细胞、嵌合抗原受体 T 细胞、T 细胞受体嵌合型 T 细胞及细胞因子诱导的杀伤细胞等免疫疗法。与其他治疗方式相比肿瘤免疫治疗具有治疗范围广、临床预后好、生存拖尾效应长等特点，是肺癌的重要治疗方式之一。

中医学对于免疫最早的描述是甲骨文中记载的"御疫"。"免疫"一词则最早见于中国明代医书《免疫类方》，其本意为免除疾病，保卫机体安康。西医学的免疫功能表现为防御、自稳和监视3个方面，中医学中的"正气"即与此功能相类似。《素问·上古天真论》中"恬淡虚无，真气从之，精神内守，病安从来"指出了机体是否健康或患病主要取决于正气的盛衰。疾病的发生发展与机体阴阳平衡、正邪相争有着密切的关系。中医学认为"阴平阳秘，精神乃至"，若阴阳平衡，正气充实，即机体免疫功能正常，则能与邪气抗争，祛除邪气，避免疾病的发生，即"正气存内，邪不可干"；若阴阳失衡，正气虚衰，或邪气亢盛，机体抵抗力下降，免疫功能紊乱，正气不足以卫外，则导致疾病的发生发展，即"邪之所凑，其气必虚"，这与西医学对免疫的认识有共通之处。

贾英杰教授对"正气"与西医学免疫功能类似的观点深以为然，其认为正气内虚，癌浊内存为肿瘤疾病的基本病机，黜浊培本当为肿瘤治疗的基本治则。肺癌患者行手术治疗后，元气为金刃创所伤，真气外散，正气亏虚，若有其他抗肿瘤治疗如放化疗、靶向药物、免疫抑制剂等治疗方法的介入，可进一步破坏机体的免疫系统，导致肺癌患者的不良预后。故肺癌是由虚致实而又加重本虚的恶性循环过程，治疗当"时时祛邪，始终扶正"以顾护正气，维护患者的免疫功能。

在免疫治疗阶段，贾英杰教授注重治疗过程中的五大关系，以求维持脏腑稳态。第一，整体与局部，注重改善人体内环境，且兼顾局部病灶增加抗肿瘤疗效。第二，扶正与祛邪，注重权衡扶正与祛邪的关系，主张"始终扶正，时时攻邪，以益气为第一要务"。第三，辨证与辨病，既重视疾病的一般规律性，又兼顾个体的特殊性。第四，治标与治本，注重中医药与免疫治疗手段的有机结合，准确掌握辨治节点，分清侧重，标本兼治。第五，根治与姑息，提倡"带瘤生存"理念，注重发挥中医药姑息治疗优势，创"立体疗法"

治疗恶性肿瘤及其并发症。

一、整体与局部

贾英杰教授认为，在免疫治疗阶段，应对疾病进行宏观的整体把握，同时兼顾局部病灶。整体治疗强调维持免疫内环境的稳态，一般从肝、脾、肾三脏入手。脾胃为后天之本，气血生化之源，治疗应重视调理脾胃、补益气血，临证常用黄芪、太子参、白术、茯苓、焦三仙、鸡内金等健脾和胃之品。肝藏血，主疏泄，肝失所养易导致人体气血失调，治疗应兼顾疏肝理气、柔肝养肝，临床常用柴胡、川芎、郁金、延胡索、香附、白芍等。肾为先天之本，内蕴元阴元阳，正气不足，久则及肾，临床常用乌药、续断、桑寄生、熟地黄、山茱萸、女贞子、墨旱莲等补肾固本。此外，患者局部常见肿块固定不移、痛有定处、皮色青紫、肌肤甲错、舌紫暗有瘀斑瘀点、脉涩等血瘀证的局部表现，故贾英杰教授主张在整体调节的基础上配合清热解毒、活血化瘀、软坚散结之品，以局部控制瘤灶进展，改善患者症状，常用药物为猫爪草、白花蛇舌草、夏枯草、蛇六谷、铁包金、莪术、山慈菇等。

二、扶正与祛邪

扶正与祛邪二者是紧密联系的，扶助正气虽不能彻底治愈肿瘤，但可以提高人体免疫力，抑制癌细胞生长，促进病情稳定或好转；而祛除邪气可以改善患者症状，加速癌毒等有害物质的清除，减缓疾病进展。免疫治疗多应用于中晚期肺癌患者，患者身体虚弱，气血不足，中医治疗应以扶正为主，旨在调动机体抗病能力，养正以祛邪。贾英杰教授指出，扶正当以益气养血、养阴生津为主，常用圣愈汤或黄芪生脉散加减，临证时常以黄芪为君，用量遵循"渐加，以知为度"的原则，初用 30g，可渐加至 60g、90g，最多用至 120g；同时在扶正的基础上联合川芎、鸡血藤等活血化瘀之药与三棱、莪术等软坚散结之药共同罢黜癌浊，以助正气恢复。

三、辨证与辨病

辨病能够纵向把握不同肿瘤疾病的发展态势和转归，而辨证能够横向了解患者最痛苦的症状，准确辨证才能对症用药，此为既重视疾病的一般规律性，又兼顾个体的特殊性。贾英杰教授指出，肺癌中医治疗当以黜浊培本法为总的治疗原则，而在免疫治疗阶段，当结合患者咳嗽咯痰、胸痛胸闷、气促喘憋等证候特点，治以清热涤痰、宽胸散结、降气肃肺，常予《千金》苇茎汤和小陷胸汤加减治疗。

四、治标与治本

恶性肿瘤的病因病机总属本虚标实，如瘤块、瘀血、热毒等均为标实的病理特征，而乏力、消瘦等均为本虚之症。随着病情进展或治疗阶段的不同，标本之间的主要矛盾与次要矛盾也在不断变化。治标本需辨缓急，贾英杰教授强调关键需掌握辨治节点，根据病情反馈，判断治疗的不同阶段，采取相应的治法方药。

免疫治疗阶段，患者已处于疾病中晚期，多正气亏虚，免疫功能受损，加之进行免疫治疗，对机体免疫功能亦有影响，多出现免疫相关不良反应（immune-related adverse events，irAEs），如皮疹、乏力、腹泻、呕吐等。若患者在免疫治疗阶段未出现明显不良反应，则以健脾益肺、益气养血为主，辅以清热解毒、软坚散结，用药时常三分治标七分治本。若在此阶段出现免疫相关不良反应，则遣方用药时七分治标三分治本，重点顾护脾胃、和降胃气或清热利湿、活血祛瘀，再辅以益气养血，扶正抗癌。

（张鹤　何云娇）

第六节　维持治疗阶段

维持治疗是指恶性肿瘤患者在完成初始制订的一线标准治疗方案并达到最大肿瘤缓解疗效后，继续应用化疗或其他抗肿瘤药物进行延续治疗直至疾病进展或不可耐受的毒性发生的新型治疗策略，以期取得更长时间的疾病缓解和生存时间。目前根据所用维持药物的不同，可将恶性肿瘤的维持治疗分为化疗药物维持、靶向药物维持及免疫药物维持等。进入维持治疗阶段的恶性肿瘤患者大多已经历过手术、放化疗等治疗，疾病处于较稳定状态。此时，为协同增强西医维持治疗疗效及减少副反应发生，中医药作为辅助疗法具有独特优势，具有更广阔的临床应用价值和推广前景。中医药维持治疗以"人体–自然–社会心理"为医学模式，定位于医患共同参与的肿瘤连续性身心治疗全过程。在我国，超过80%的恶性肿瘤患者在诊疗过程中接受过中医药治疗，特别是在手术、放化疗后维护患者体能、提高生活质量、防止肿瘤复发与转移等方面，中医药都发挥着重要作用。

贾英杰教授认为，中医药在恶性肿瘤维持治疗期具有独特的优势：一方面，随着对中药药理药效机制的不断深入研究，中药抗肿瘤机制被逐步充实。研究发现，中药具有多靶点效应，可从多途径增强化疗、靶向治疗、免疫治疗的临床疗效，减轻治疗毒副作用，提高患者的生活质量，双效联合，取长补短。另一方面，对于部分拒绝或不能耐受西医维持治疗的患者，可采用中医药进行维持治疗，巩固既往密集性治疗的疗效，防止肿瘤复发转移，延长患者生存期。中医药介入恶性肿瘤维持治疗阶段，应围绕肿瘤本身、治疗相关并发症及长期生存三方面辨证论治，把握"始终扶正，时时祛邪，以平为期"的辨治原则，调整攻补法度，恢复机体"阴平阳秘"状态。

一、围绕本病，协同增效

对于经密集治疗后疾病得到成功控制且病情较稳定者，继续进行维持治疗的目的在于阻滞肿瘤进展、预防复发，故通常会选择巩固治疗或者二线治疗。此类患者正气尚存，对于疾病的治疗控制预期较高，中医药此时介入，可围绕疾病本身，辅助维持阶段相关抗肿瘤治疗方案，力求协同增效。贾英杰教授主张此时应动态辨治，活用攻补，守方微调。患者虽正气尚存，但后续的治疗仍会加重药毒对机体的损伤，此时应"黜浊"与"培本"兼顾，一方面罢黜癌浊，常用猫爪草、白花蛇舌草、马鞭草、鱼腥草等清热解毒之药以罢黜长期抗肿瘤治疗所积攒的药邪之毒；同时，贾英杰教授赞同久病必有瘀血之说，故对于维持治疗的患者常加用莪术、三棱、鸡血藤等活血化瘀之药以除陈旧宿血；此外，若伴有咳嗽咳痰可加紫菀、百部，若伴喘息气促，可加紫苏子、葶苈子及杏仁等药，在治疗过程中灵活加减、适当用药可协同维持治疗方案增加抗肿瘤疗效。另一方面培植本元，维持治疗期肺癌患者患病日久，肺气大虚，故贾英杰教授常用大剂量生黄芪以发挥"重剂起沉疴"之效，黄芪甘温，乃补气圣药，入脏腑可大补肺胃之气，《本草备药·草部》言黄芪可"益元气，温三焦，壮脾胃"，脾土乃肺金之母，土不生金则肺气先绝，故在肺癌维持治疗阶段使用大剂量生黄芪既直补肺气，又可取脾土生金之意加强补益肺气的力量，以助久病肺癌的患者恢复元气；同时，贾英杰教授在治疗中使用炒鸡内金、炒六神曲等药健运中焦脾胃，恢复中焦化生气血之功，并发挥升清降浊之效，使优质气血送达周身，以助维持治疗期的肺癌患者恢复生机，维持最佳生存质量，并辅助患者完成维持治疗。

二、兼顾兼证，扶正减毒

肺癌维持治疗期患者虽病情稳定，但肿瘤相关并发症及维持治疗用药相关不良反应仍不可避免，极大影响患者生存质量和后续治疗的进行。肺癌患者经前期密集型治疗，药毒侵袭机体，直中中焦，维持治疗方案的使用，使药毒损伤更甚，复伤脾胃，助力癌浊泛滥，可出现骨髓抑制、消化道不良反应、皮肤不良反应等，此时应充分发挥中医药减毒之效，在控制本病的同时，兼顾相关并发症及不良反应，减缓药毒毒性。此时"黜浊培本"的攻补法度提倡七分扶正培本，兼顾三分黜浊治标，重点在于清热解毒、祛瘀化浊，促进药毒代谢，改善患者相关不良反应。中焦脾胃乃"五谷之海"，为气血化生之源，中土被药毒所伤，则脾土运化失司，气血化生乏源，气血不足则无以充肌肉、无以养肌肤，故由药物所致的骨髓抑制、皮肤不良反应当以培补脾胃、健运中州为主，常用茯苓、白术、炒神曲等健脾运中之药以治本，同时以四君子汤、四物汤补益气血改善骨髓抑制，以地肤子、白鲜皮、黄柏等药改善瘙痒、皮疹等皮肤不良反应。贾英杰教授指出，在治疗过程中当不忘使用黄芩、黄连等清热解毒之药祛除药毒，但应中病为止，切勿再次伤中。

三、长期生存，以平为期

中医药除了可以发挥辅助抗癌和减缓肿瘤并发症的作用外，更大的优势在于支持患者的长期生存。肺癌患者经治疗症状改善，病情稳定后，将进入一个平台时期，此时应以提高患者生存质量及维持患者长期生存为切入点，发挥中医药特色。《张氏医通·积聚》云："善治者，当先补虚，使血气壮，积自消。"此时调理人体气血阴阳，调理先后天之本，健脾益肾、益气补血当为主要治则。故对于在疾病后期身体恢复较好、显现虚象的肺癌患者，贾英杰教授指出可用圣愈汤加减，偏血虚者以补益阴血为主，故用当归、白芍、熟地黄等药以补血，用生地黄、麦冬、五味子以补阴，同时稍佐补气之药，如党参、黄芪，以达阳中求阴之功；偏气虚者则以茯苓、白术、黄芪、党参、太子参等药补益肺脾之气，少佐当归、鸡血藤等药以求阳中求阴之效。

肺癌维持期的治疗以"正气亏虚，毒瘀互结"为病机根本，"虚""毒""瘀"贯穿疾病始末，既当培补本元、扶助正气，又该使解毒与祛瘀相结合以黜浊，故在肺癌维持治疗过程中，应该密切关注患者的症状及体征，辨病与辨证相结合，把握黜浊与培补之轻重与时机，以求达到最佳的治疗效果。

（朱津丽　徐竞一）

第七节　姑息治疗阶段

姑息治疗是一种关怀医学，是对于不能治愈患者的积极的、整体的关怀照顾。姑息治疗的目标是缓解患者的痛苦、提高患者生活质量。"姑息"一词最早出自《礼记·檀弓上》，曰"君子之爱人也以德，细人之爱人也以姑息"，这是中医药姑息治疗的理论依据之一。在我国肿瘤学模式下，中医肿瘤学是姑息治疗的重要组成部分，中医药早期介入并且贯穿肿瘤治疗的全程，是姑息治疗的一种体现。"带瘤生存"是中医肿瘤学姑息医学的重要学术特色，是中医肿瘤姑息治疗的核心。许多中晚期肿瘤患者由于肿瘤治疗疗效的局限性，肿瘤病灶无法消除，联合中医药辨证论治可使局部病灶（邪）与全身免疫状况（正）保持相对稳定，中医学从整体观念出发，平衡扶正祛邪力度，力求达到控制症状、提高生活质量、延长生存期等目标，此即中医药姑息治疗恶性肿瘤之意义。

一、减轻临床症状，延长生存时间

贾英杰教授认为，"浊邪"稠厚重浊，运行滞涩，易与瘀、毒、痰等病理产物同气相求，裹结为癌浊，缠绵难去。癌浊致病，如油入面，难以祛除，"黜浊培本"提倡罢黜癌浊，使邪勿尽除，带瘤生存，这与姑息治疗阶段的理念不谋而合。肺癌姑息治疗阶段，患者多长期受癌浊浸淫，癌浊久踞虚所，肺气大伤，肺主一身之气，癌浊弥漫，气机不利，宣降失司，临床可见喘息、短气、咳而无力、咳声低微等症状。癌浊其性黏滞，生于中焦，最易伤脾，脾虚无力运化，后天生化无源，脾肾互相滋养，久则及肾，终致先后天之本皆伤，临床可见乏力、纳差、消瘦等恶病质表现。故治疗当在扶助正气的基础上罢黜癌浊，扶正在于健运中州、补益气血，可以茯苓、白术、山药、薏苡仁等药补脾建中，以黄芪、太子参、党参等药补益肺脾之气，以当归、白芍、生地黄、熟地黄、麦冬等药补益阴血；黜浊则可稍加清热解毒、活血化瘀之品，如猫爪草、三棱、莪术等。贾英杰教授指出，肺癌姑息治疗时期应以人为本，关注患者的症状，力求改善患者的生存质量，故对伴有兼症者，可随证加减用药。如伴痰多胸闷者，可予桑白皮、瓜蒌、炒冬瓜子宽胸涤痰；伴呃逆嗳气者，加丁香、降香；伴腹胀者，加厚朴；伴大便秘结者，可加大黄、芦荟、火麻仁、郁李仁等通腑之药。此外，贾英杰教授拟定已经验处方消岩汤也可用于肺癌患者的姑息治疗阶段，目前消岩汤已在多项临床研究中表现出了较好的疗效。一项临床研究表明消岩汤加减方联合对症治疗维持治疗晚期 NSCLC 患者具有延长无进展生存期、改善患者生存质量的效果，结果显示，该研究最佳受益人群为肺鳞癌、无脉管及软组织侵袭的痰热阻肺证患者。故对于晚期姑息治疗的 NSCLC 患者，联合中医药治疗是减轻临床症状、延长生存时间的不二选择。

二、控制癌性疼痛，提高生存质量

癌性疼痛是影响肺癌终末期患者生存质量的主要因素，多数肺癌患者晚期伴随不同程度骨转移，饱受癌痛折磨，故控制癌性疼痛亦是姑息治疗的主要任务之一。阿片类药物是解决癌痛的主要治疗手段。贾英杰教授认为，癌浊肆虐，阻于筋脉，不通则痛，癌浊壅堵，新血不生，正气亏虚，不荣则痛，此皆为癌痛之病机。临床常用威灵仙、透骨草、伸筋草、络石藤等舒筋通络、引药入经，以达到缓解轻度癌性疼痛的作用；并川芎、红花、鸡血藤等化瘀散浊，以当归、黄芪、党参等扶正培本。同时，贾英杰教授提倡立体疗法，运用中药贴敷、艾灸、中药外洗等多种治疗方式，辅助中药内服及阿片类药物，共奏镇痛之效。阿片类药物在癌痛镇痛中发挥着不可替代的作用，但其不良反应也同样给临床患者造成困扰，甚至影响阿片类药物的规范使用。阿片类药物常见不良反应有恶心、呕吐、便秘、腹胀等，西医学尚缺乏有效缓解方法，基于此，贾英杰教授创阿片伴侣"夏黄颗粒"，通腑邪浊、和胃降逆，以缓解阿片类药物不良反应，临床效果显著。

贾英杰教授倡导"黜浊培本"治疗理念在肺癌晚期的姑息治疗中应该早期介入，并且贯穿整个治疗过程。贾英杰教授指出应在姑息治疗积极联合中医药治疗，以患者为中心开展临终关怀，尽早开始姑息治疗，并提前介入中医药疗法，从而提高恶性肿瘤患者晚期生存质量。贾教授治疗恶性肿瘤的姑息治疗阶段以"黜浊培本"为治癌法则，以中焦脾胃为源，融通寒温，斡旋气机，调燮阴阳，通达血脉，气旺血行，扶正培本，虽处大积大聚的姑息治疗阶段，亦可图之。

（朱津丽　肖美婷）

第七章　已变防渐，因证而治

第一节　癌因性疲乏

癌性疲乏是一个在不断完善的新概念，美国国家综合癌症网络指南定义其为一种令人痛苦的、持续性的主观疲劳感觉，包含生理、情感和（或）认知层面上的乏力体验，与肿瘤或肿瘤治疗相关而与近期的活动无关，并且干扰正常生活。在肺癌中，癌因性疲乏是患者最常见的主观症状之一，究其原因包括：肿瘤自身消耗、抗肿瘤药物副作用，以及肿瘤各种并发症的影响。西医学对癌因性疲乏的治疗缺乏特异性的治疗措施，贾英杰教授应用中医药治疗癌因性疲乏可获得较好的疗效。中医学并无具体的文献记载癌因性疲乏，贾英杰教授认为，癌因性疲乏属中医学"虚劳"的范畴，其根本病机为本虚标实，即脾肾脏腑亏损、气血不足。基于"黜浊培本""虚者补之"的理念，当补其不足、培植本元，包括健脾补肾、调补气血，同时兼顾罢黜癌浊。此外，在内服的基础上，贾英杰教授还配合外治法，内外同治，平衡阴阳，疗效可观。

一、证机概要

周慎斋《慎斋遗书·劳伤》："劳病有似虚损，然虚损起于脾，劳病起于肾。""虚劳"一病的发生与脾、肾两脏密切相关。肺癌本病在肺，肺脾二脏关系密切，为子母关系，病久及脾而成虚劳。"肺为主气之枢，脾为生气之源"，肺主气司呼吸，肺吸入自然清气，脾主运化水谷精微，化生之气为水谷精气，二气相合而成宗气。肺癌患者肺脏受损，肺气虚，子病犯母累及脾脏，脾气亦虚，日久而成虚劳；脾气虚日久亦母病及子，出现肺脾两虚之证。肺与肾为母子关系，生理上阴阳相资，肺癌肺阴不足者，不能下资肾阴，日久阴损及阳，阴阳两虚。贾英杰教授认为，肺癌患者因癌浊扰肺，出现津液代谢失司、水道不畅变生"浊邪"，日久"浊邪"羁留成毒成瘀，毒瘀浊互结，正气愈虚。《景岳全书·积聚》云："凡脾胃不足及虚弱失调之人，多有积聚之病。"《素问·玉机真脏论》言："五脏者，皆禀气于胃。胃者，五脏之本也。"脾为后天之本，主运化，主生血统血，为气血生化之源。肺癌患者气血生化无源，则气血亏虚之象明显。

中医将肿瘤放疗、化疗、靶向及免疫治疗归属在"药毒"的范畴，"药毒"进入人体，破坏人体内环境的稳态及阴阳平衡，其中脾胃最易受累。脾胃失运，水谷运化失司，营养物质不能输布全身，水液失于代谢，日久化生为"浊邪"。脾喜燥恶湿，湿浊之邪困脾，进一步影响脾胃之运化，脾为后天之本，气血生化之源，湿浊困脾导致气血化生无源，气血更虚。

由此得出，肺癌所致的"虚劳"为本虚标实之证，多为肺脾肾三脏及气血阴阳亏虚，同时伴有癌浊丛生，故论治当在治肺之本病的基础上联合健脾益肾、调补气血，同时兼顾罢黜癌浊。

二、辨治特色

（一）培土生金，滋肾养肺

癌因性疲乏肺癌患者常表现为全身乏力，少气懒言，气不足以息，食少纳呆，大便溏薄，舌淡，苔少，脉沉等一派肺脾气虚之象，贾英杰教授谓"占据中焦，方可一统天下"，强调"治取中焦"的重要性。治疗肺癌时立定中土，并将顾护脾胃之法贯穿于始末，寓有"培土生金"之义。故治疗重在调补肺脾肾三脏，培育本元，治法为补肺健脾益肾，方以四君子汤为基础，意在培土生金，脾为肺之母，母气盛则子旺。方中党参、白术甘温益气、健脾，共同培益中焦，茯苓健脾渗湿，甘草和中益脾、调和诸药。纳差食少者加鸡内金、山楂、麦芽、神曲之品健脾消积；气虚者加黄芪补气扶正；大便稀溏者加佩兰、泽泻健脾渗湿。虚劳久病及肾，晚期患者常具有脾肾两虚之证，可加肉桂、干姜、附子，取其少火生气之义，鼓舞气血生长；腰膝酸软者加牛膝、杜仲、桑寄生等补益肝肾；阴液耗伤、口干、舌红少苔者加石斛、沙参、麦冬、五味子等益胃生津。

（二）通腑泄浊，除积养正

癌浊其性黏滞，壅塞三焦，最易困阻脾胃，从而导致运化失常，气血生化乏源。患者多表现为口干、口苦或口腻，肢体沉重，舌暗红，苔白腻或黄腻，脉弦滑。辨证常为毒浊内蕴或瘀浊互结，治法为清热解毒清浊、化瘀散结。贾英杰教授提出"罢黜癌浊"之原则，当用下法，因势利导，给邪以出路。肺与大肠相表里，肺气肃降则大肠之气亦降，有助于糟粕及毒邪的排出。大便通畅，则癌浊随大便而出，体内气机升降有序，阴阳渐趋平衡，则虚劳之状渐复，肺癌本病进展趋于稳定。立足肺病为本，使用前胡、白前、葶苈子、苏子、桑白皮、紫菀等化痰肃肺，使肺气通降，则利于大肠的传导。贾英杰教授擅用大黄，意在开魄门，使癌浊从魄门而出。若患者大便干燥难排，亦可加入少量芦荟辅助排便。贾英杰教授虽常用通腑之品，然亦非大泻大清，以防损伤人体正气。肺癌且伴有癌因性疲乏的患者，癌浊困扰已久，经手术及放疗、化疗、靶向、免疫等治疗，进一步损伤脾胃正气，则当以平缓祛邪为主，宜缓黜癌浊，少佐"解毒清浊"药物，可使用白花蛇舌草、猫爪草、山慈菇、半边莲、半枝莲等解毒清浊之品。若癌浊与瘀血相互胶结，加用活血消癥之品如当归、川芎、郁金、姜黄、莪术之类。

（三）益气养血，畅行气机

《素问·五脏生成》云："诸气者，皆属于肺。"《素问·六节藏象论》云："肺者，气之本。"气的生成和运行离不开肺，肺癌患者肺脏本脏受损，则其气必虚；《素问·灵兰秘典论》云："肺者，相傅之官，治节出焉。"肺主司全身的血液输布，肺癌患者输布失司则血亦虚。故肺癌患者癌因性疲乏常表现为气血亏损之象，多周身乏力，面色少华，少气懒言，舌淡，脉细弱。贾英杰教授立足"气为血之帅，血为气之母"，气血双补，补血先补气，补气以生血。贾英杰教授遥承东垣之学，推崇其"脾胃是元气之本"，故临床中注重健脾以补脾气，恢复脾之运化，使气血生化有源。贾英杰教授好用黄芪，方中常以重剂黄芪为君，强调量效关系，初用30g投石问路，可渐加至60g、90g、120g，甚者可至150g。黄芪味甘，归脾、肺经，善补益脾肺之虚。《本草求真》云："黄芪为补气诸药之长。"是以有"耆"之称；张元素称其"性温味甘，气薄味厚，可升可降"。贾英杰教授强调补气当与行气结合，脾胃为气机升降之枢纽，清气升浊气降，则气机安和条达，脾胃虚弱，则气机不畅。若一味补之，气无以行，则兼见气滞的症状，故治当调理气机，稍佐疏理气机之品，使补而不滞，可用青皮、枳壳、乌药、大腹皮、佛手、木香等。且肺气喜降，肺气当肃降，顺应其生理特性，常用苏子、葶苈子。贾英杰教授在治疗中，自始至终重视护胃气，从而提出了补气培本、调气助补、调气导邪、调气运中四法。根据"衰其大半而止"的原则，行气药不可久用，在取得一定疗效后，应中病即止，避免行气太过耗伤元气。

（四）重视外治，针灸并施

中医外治法在中医疗法中占据重要地位，与内服相比，外治法可避免肝脏的首过效应，使治疗直达病所。贾英杰教授临床善用三焦针法及灸法治疗肺癌相关性疲乏，多维立体，疗效更佳。

1. 三焦针法

三焦针法是"益气调血，扶本培元"针法的简称。三焦是气血津液运行和输布的通道，"三焦通，则内外左右上下皆通也"。贾英杰教授提出使用三焦针法治疗肺癌相关性疲乏，重在疏调三焦之气，疏通三焦通道。膻中、中脘、气海可调补上焦心肺、中焦脾胃、下焦肝肾，配以手少阳三焦经之外关穴通调三焦，佐以胃之下合穴足三里补益脾胃后天之本、血海调理气血，全方共奏气血同补、先后天相滋之效，从而调理脏腑气血，减轻癌因性疲乏症状。随症可加太溪、丰隆、膈俞，以增强肺癌相关性疲乏患者的免疫功能，改善其生活质量。

2. 灸法

灸法可通过对患者局部皮肤的温热刺激，激发腧穴经络，由经络沟通至五脏六腑，达到温通经络、调和气血、扶正祛邪的功效。贾英杰教授临证多选用气海、关元、中脘、足三里、三阴交以扶助正气、调和阴阳，改善患者疲乏的症状。

（杨佩颖　李文杰）

第二节　癌性发热

癌性发热是指在排除感染、抗菌药物治疗无效的情况下，出现的直接与癌症有关的非感染性发热，以及在肿瘤发展过程中，因治疗而引起的发热。癌性发热常发生于癌症终末期，临床主要表现为反复低热，一般不超过 39℃，是晚期肺癌患者常见的并发症之一。癌性发热若长期未得到控制，会造成能量和体力的消耗，严重影响肺癌患者的生活质量，甚至会缩短患者的生存期。癌性发热机制尚不明确，西医学多选用非甾体抗炎药或糖皮质激素等对症治疗，疗效欠佳。中医学将癌性发热归属为"内伤发热"的范畴，临床实践中发现中医药在治疗此病症上有独特的优势。

贾英杰教授认为肺癌患者发热的病因病机无外乎肿瘤自身的损耗和抗肿瘤治疗引发的肺脏气血津液的亏损。肺癌癌性发热多见于晚期患者，癌灶在体内扩散引起的脏腑功能衰退，气血运行失衡，进而加重气滞、痰浊、血瘀、热毒等情况，并伴随阴伤、津亏等表现，此时"虚"与"热毒"并存，恰逢外邪乘虚而入导致发热。辨治时贾英杰教授采用温病"卫气营血辨证"并重视"存津液"理念。在此基础上结合动态辨治及内外兼施，创"癌热宁"方，制成栓剂，取外治便捷、有效的优势，临床收效良好。

一、证机概要

《素问·玉机真脏论》云："大骨枯槁，大肉陷下，胸中气满，喘息不便，内痛引肩项，身热，脱肉破䐃，真脏见，十日之内死。"所述症状与晚期肺癌患者临床表现一致，其中"身热"一症，即代表肺癌相关癌因性发热，并明确其预后不良。肺癌属慢性消耗性疾病，病程日久，迁延不愈，阴液为之耗散，阴不敛阳，水不制火，而见发热。此种发热多出现在午后、傍晚时段，低热为多，此可为阴虚发热的佐证。

肺为娇脏，癌灶居于肺内，消耗肺内气血津液；肿物藏于内，郁而化热同时又阻塞气血津液的流通，产生癌浊加重热毒；肺癌患者若接受了手术、化疗、放疗等抗肿瘤治疗，均可因治疗致津血亏乏，其中以放疗最易耗伤阴液。患者体内癌浊不化，胶结缠绵，常与其他致病产物（痰、瘀、湿）合而为病，久积体内，易致经络、脏腑郁滞，或化热或挟火，浊不去则火热难清。癌浊本属邪，邪则伤正，耗竭气血津液，败坏形体，日久则邪日盛正日虚，迁延难愈。肺癌相关癌性发热属本虚标实之证，本虚者虽有气、血、阴、阳之不同，但总以阴虚者为眼目，标实者责之癌浊氤氲蓄积。临床上肺癌癌性发热多呈阴虚内热、瘀毒蕴结之证。

二、辨治特色

（一）治在营血，透热救阴

肺癌患者出现癌性发热多为中晚期阶段，此时浊深正虚，邪渐入里化热，煎灼津液，阴虚则内热生，此时若投以苦寒之黄芩、黄连之品，恐其苦燥伤阴而热势更甚，若投以滋腻养阴之品则恐闭门留寇。贾英杰教授临证以卫气营血为切入点，言明其病位在营血，受叶天士《温热论》"急急透斑为要"的启发，善用"透"法巧治肺癌相关癌性发热。"透"，即透达、清透、宣透、宣通之意。东汉许慎《说文解字》："透，跳也，过也。"透热外出立足于宣通气机，给邪热以出路，旨在使郁闭于体内的邪热外透，而大气得运。用药常用银柴胡、胡黄连、白薇、青蒿之类，以期"透热转气"，助毒热外出；配以大黄、玄参、牡丹皮、地骨皮、地丁、蒲公英之属，釜底抽薪，以断劫阴之源；并辅以芦根、天花粉等，滋而不腻，滋而能清、能散，润而不敛邪，不助毒热，与吴瑭《温病条辨·中焦篇》"辛凉甘寒甘咸，以救其阴"治法相合。

（二）慎用苦寒，扶脾护胃

张璐曰："脾有生肺之机，肺无扶脾之力。"贾英杰教授认为肺癌癌性发热与脾胃受损、水谷精气不充、脾虚不能化生阴血导致血虚生热相关；另一方面，脾胃受损、运化失职，则湿浊内生，郁而化热。辨证施药注重顾护脾胃，不可一见发热，径用苦寒泻火之剂，不辨脾胃运化之虚实。脾为后天之本，肺之母脏，妄投苦寒之味，易败伤中焦。脾土受伤，气血生化无源，肺金失其资化，正如李东垣所说"脾胃一虚，肺气先绝"；中焦运化失常，浊、毒、瘀亦随之而起，此犹自撤藩篱，自毁长城。治疗上使用苦寒清泄之剂以"中病即止"为度，酌加"健脾""醒脾""和胃""消导"之品，以斡旋中州、顾护胃气，截断药毒伤中之势，也可处方时辅以补中益气汤、参苓白术散等方。"有形之血难以速生，无形之气所当急固"，贾英杰教授用药常重用生黄芪，用量可达 60~90g，以大剂甘温气味坐镇中焦，则营卫自和，热势可退。其他常用药如党参、茯苓、白术、生薏苡仁、鸡内金、焦三仙等，用药不在于多，但求投石问路，循序渐进。

（三）救阴养源，润肺滋肾

温病有"留得一分津液，便有一分生机"的古训，贾英杰教授指出肺癌癌性发热自始至终都存在阴液亏损的病机，病程越晚，阴液耗损越突出，津伤愈甚，虚火愈旺，形成恶性循环。故养阴生津之法应贯穿肺癌发热的整个过程，而救阴应着眼于肺与肾，以滋水之上下源头。临证常用滋养肺胃、增液润肠、养阴清热之法，突出"壮水之主，以制阳光"，补水以救火，选用甘寒质润之品，如麦冬、天冬、北沙参等润肺益胃、养阴清热。当癌浊久伏阴分，损其真阴，则常用鳖甲、龟甲之咸寒药物，大补真阴，直走入肾。临证时少用滋腻之品如熟地黄之属，以防闭阻邪热，碍邪热透达之机，且滋腻之品有碍脾之弊。

（四）阶段调整，内外兼施

贾英杰教授注重把握肺癌不同阶段发热的特点：当癌浊盛，而正气不虚，尚有力鼓邪气外出，此时可见壮热不退；癌浊蒸淫，正气渐弱，无力以鼓邪外出，癌浊渐入营血，煎灼津液，氤氲蒸腾，阴液耗伤，可见热势渐退，日晡潮热之象；邪伏阴分，蓄毒不流，则伤其脾胃，耗气伤血，则见低热绵绵、神疲乏力；癌浊久伏少阴，损其真阴，症见持续骨蒸发热。治疗应治在当下，法随证变，动态辨治，根据正邪之比以调整攻补，遵循"急治其标，缓治其本"之理。如果肺癌患者经过长期抗肿瘤治疗后，已经出现不同程度中焦受损表现如：纳差、呃逆、呕吐等，避免强行口服给药加重脾胃负担，同时加重服药者心理负担。贾英杰教授受《伤寒论》中"蜜煎导"经直肠给药的启发，结合多年临证心得，拟"癌热宁方"，并制成直肠栓剂，取中医外治之便捷、有效等优势，临床收效甚好。

（杨佩颖　徐倩）

第三节 癌性疼痛

国际疼痛研究协会将慢性癌痛定义为由原发癌、转移灶，或者癌症相关治疗引起的慢性疼痛。据统计，晚期恶性肿瘤患者发生疼痛的概率为60%~80%，患者的病理分期越晚，疼痛程度越高。癌性疼痛常见于肺癌，乳腺癌，前列腺癌和肝癌等恶性肿瘤中。研究表明超过75%的肺癌患者合并有疼痛的症状，其原因包括直接因素、间接因素和抗癌相关治疗因素等。直接因素有肿瘤对局部组织的压迫，肿瘤溃烂等；间接因素如肿瘤骨转移出现骨痛，肺癌侵犯胸膜出现胸痛，肺尖部肿瘤压迫臂丛神经或交感神经导致肩、臂痛等。此外，因抗癌治疗所导致的放射性神经炎等均属癌性疼痛范畴。目前，世界卫生组织提出的"三阶梯药物止痛法"已被国际广泛应用，但其疗效仍不理想。第一阶梯的解热镇痛抗炎药具有"天花板效应"；第二、三阶梯的阿片类药物的不良反应众多，主要包括恶心、呕吐、便秘、嗜睡等，且此类药物会有一定的依赖性和成瘾性。癌性疼痛属于中医学"痛证"的范畴。临床研究发现，中医药在治疗癌痛方面具有独特的优势。针对肺癌引起的相关癌性疼痛，贾英杰教授认为辨治必须明确病位、分清虚实，治疗即随之立法，不通者通利之，不荣者荣养之。贾英杰教授充分发挥中医外治法的优势，创制"软坚止痛膏"，内外兼治，效如桴鼓，并研制出阿片伴侣"夏黄颗粒"，能有效缓解阿片类药物相关便秘。

一、证机概要

中医学认为癌性疼痛病机可分为不通则痛和不荣则痛。癌痛的相关记载最早见于《肘后备急方·治卒心腹癥坚方第二十六》："治卒暴症，腹中有物如石，痛如刺，昼夜啼呼。不治之，百日死方。"记载了癌痛给患者造成巨大痛苦。贾英杰教授认为恶性肿瘤的核心病机为"癌浊"，癌浊源于三焦而留于三焦，氤氲弥漫，阻碍气血运行。早期肺癌患者，病位在肺，属上焦范畴，本元亏虚与癌浊蕴肺是主要矛盾，此时期以实证居多，多因痰浊、瘀血、癌毒壅阻于肺，而致肺气不利，癌瘤压迫周围组织，影响气血运行，不通则痛，出现胸部刺痛、胀痛等症状。随病情进展至中、后期，癌浊流注中、下焦，近可弥漫至胸膜，远则弥漫至周身骨骼等处。从实证者，因癌浊流注他处，与寒、热、毒、瘀等胶结而致脏腑经络不通，久而变生转移性癌瘤，郁积阻塞，不通则痛；从虚证者，因癌浊弥漫三焦日久，耗伤气血津液，气血阴阳亏虚不能濡养脏腑经络、筋脉肌肉，导致不荣则痛。此外，针对肺癌的现代西医治疗亦可导致相关疼痛，如化疗药物外渗所致周围血管炎、放疗所致神经炎等。手术、放疗、化疗所导致的疼痛多为累积性损伤，疼痛部位多局限于治疗部位，局部持续损伤导致气血筋脉持续受损，加之患者正气不足、新血生成乏源，如此形成恶性循环。肺癌患者多脏腑阴阳失调，或因失治误治，或因病程日久、因病致虚，加之阿片类药物等燥烈之品的使用，伤阴耗气，脏腑经脉失于濡润，故不荣而痛为本；肺癌患者癌浊蕴结于内，伤及脾肾两脏，致三焦运化失司，气机运行不畅，血运不调，气血不通，故不通则痛为标。

二、辨治特色

(一) 首辨虚实，通补相宜

贾英杰教授认为辨治肺癌相关癌痛必须明确病位，首分虚实，随之立法，总的原则是"不通者通利之，不荣者荣养之"。实痛当以

"通"字为宗，通利癌浊，则实邪去、气血通、痛可除；虚痛当以"荣"字为宗，补其虚、调气血、养脏腑、濡经脉、痛可解，强调要根据虚实比重，调整通补法度。贾英杰教授指出，癌痛多整体虚而局部实，辨治须整体与局部相结合。肺属上焦，为华盖，主布散一身之气，以宣降为通，针对局部浊实"不通"，常以苏子、葶苈子、杏仁等宣肺肃肺，以川芎、元胡、鸡血藤、郁金、姜黄、丹参、红花等化瘀散浊，以大黄、莱菔子、枳壳等通腑泄浊，使癌浊去、气血通；针对整体正虚"不荣"，临床常用当归、生黄芪、党参、炒白术、生薏苡仁、茯苓等培本固元，使正气实、气血荣。若妄施攻伐而不顾正气，则会造成正气愈伤、癌痛愈重的不良后果。

（二）中西结合，荡涤癌浊

目前临床对中重度癌痛推荐使用阿片类药物，其不良反应以便秘最为常见，且此类便秘大多属于功能性便秘，临床上称为阿片类药物引起的肠道功能障碍。据研究报道，至少 90% 的吗啡使用患者会出现便秘的不良反应。便秘不仅出现在阿片类药物使用初期，而且持续存在于治疗的全过程，成为制约阿片类药物使用的最大障碍，严重影响疾病的治疗及患者的生活质量。中医学认为阿片类药物多为燥烈之品，伤阴耗气，使体内气机不利、脏腑之气郁滞，导致通降失常，大肠传导失司，癌浊胶结，合而发为便秘。因肺与大肠相表里，腑气通则聚于肺之癌浊得以排泄，肺之宣降功能得以恢复，一身之气运行如常，则腐败气血可去，新生气血可达；反之，则会形成恶性循环。贾英杰教授创立阿片伴侣"夏黄颗粒"，方中大黄、芦荟、决明子通腑泄浊、荡涤积滞；半夏、旋覆花理气降逆；枳壳、厚朴、炒莱菔子疏利三焦、理气和胃；生地黄清热生津。方中旋覆花与枳壳一升一降，上下呼应，清上通下。全方升降相因，共奏行气通腑、荡涤癌浊之功。

（三）内外兼治，效如桴鼓

肺在体合皮毛，卫表不固，首先犯肺。反之，将药物直接作用于皮毛，经皮吸收，循经络运行，亦首先入肺，直达病所。贾英杰教授结合临证经验提出治疗肺癌相关癌性疼痛应内外兼治，配合中医外治法，多维立体，疗效更佳。软坚止痛膏（又名化坚拔毒膜）为贾英杰教授的经验方，具有解毒祛瘀、消肿止痛、透达病所之功效，方中以木鳖子、蜈蚣等荡涤邪毒、通络止痛、搜剔深伏于里的癌浊，大黄、姜黄等活血化瘀、通腑泄浊、解毒散结，佐以冰片通经透气，全方共奏解毒祛瘀、通络止痛之功，诸药合用以达到标本同治之效。研究发现，软坚止痛膏联合 WHO 三阶梯镇痛方案治疗癌性疼痛，可以显著降低患者 VAS 评分，降低癌性疼痛每周爆发痛次数，减少全程吗啡消耗量，提高临床疗效。

（张蕴超 路娜）

第四节 恶性胸腔积液

原发性肺癌合并胸腔积液的发病率为 25%~52%，患者生存期一般为 3~12 个月。肿瘤累及纵隔淋巴结、心脏、血管，或发生完全性支气管阻塞、淋巴管转移等，导致胸膜腔内浆液渗出增加引发恶性胸腔积液，患者可出现咳嗽、气急、胸闷、胸痛等症状，严重者出现呼吸循环衰竭进而威胁生命。西医治疗恶性胸腔积液的方法有利尿、胸腔引流、腔内化疗、局部放疗、生物制剂、热疗、胸膜固定术及全身化疗等，临床获得了一定疗效，但常因恶性肿瘤晚期患者身体素质差而不能耐受、费用高、药物毒副反应显著等因素，治疗上仍存在很大的局限。肺癌所致恶性胸腔积液可归属于中医学"悬饮"的范畴，贾英杰教授临证辨治恶性胸腔积液时重视调燮三焦，给邪出路；未病先防，血水同调；寓补于攻，以平为期，临床疗效显著。

一、证机概要

《金匮要略·痰饮咳嗽病脉证并治》："饮后水流在胁下，咳唾引痛，谓之悬饮。"症见胁下胀满、咳嗽，或唾涎时两胁引痛，甚则转身及呼吸均牵引作痛，或兼干呕、短气、头痛目眩、胸背掣痛不得息。恶性胸腔积液的病位、病证均符合"悬饮"的描述，但又与普通外邪入侵、阻于三焦所致饮停胸胁的"悬饮"有所不同，肺癌恶性胸腔积液形成快、消退难，患者后期易出现恶病质的状态，故可称为"恶性悬饮"。

贾英杰教授认为，肺癌恶性胸腔积液的发生与正气虚弱、情志失调、痰湿聚肺、毒邪内聚等诸多因素有关，并指出其病机为癌毒内蕴日久，正气亏虚，脏腑气血阴阳失衡，水液代谢失司。肺为"华盖"，为水之上源，主通调水道，肺气失于宣降，气机失调，则津液代谢失常；病程日久正气亏虚，脾失健运，精微难化；肾失开阖，全身水液代谢失调；饮停胸胁，阻碍气机，三焦水道失调，水饮结聚，如此循环终成恶性胸腔积液。此乃正虚所致，因虚而致实，总属本虚标实之证。

二、辨治特色

（一）调燮三焦，给邪出路

《圣济总录·痰饮统论》云："盖三焦者水谷之道路，气之所终始也。三焦调适，气脉平匀，则能宣通水液，行入于经，化而为血，溉灌周身，三焦气涩，脉道闭塞，则水饮停滞，不得宣行，聚成痰饮，为病多端。"《素问·至真要大论》云："湿淫所胜，平以苦热，佐以酸辛，以苦燥之，以淡泄之。"贾英杰教授提出"三焦分治，淡渗利浊"的治法，方以"三子养亲汤"加减，药用生黄芪为君，补益肺脾，通调三焦；紫苏子、莱菔子、车前草为臣，降气利水；葶苈子为佐，泻肺行水。上焦以紫苏子清利诸气、定喘痰，葶苈子泻肺平喘，二药相合共奏宣肺化痰之功，使肺之宣发肃降功能恢复正常；中焦以莱菔子、陈皮降气化痰，调畅中焦气机；下焦以茯苓、生薏仁、泽泻、车前子淡渗利浊，使湿邪从小便而去，是谓"因势利导"，给浊出路。临证常以宣肺降气、调燮三焦、淡湿利浊三法相配，解决标实之要，使邪去而正自安。

（二）未病先防，血水同调

《血证论》云："吐血咳血，必兼痰饮，血虚则精竭水结，痰凝不散，失血家往往水肿，瘀血化水，亦发水肿，是血病而兼水也。"津液与营血均由水谷精微化生，具有滋润和濡养的作用，两者生理上相互补充，病理上相互影响。所以"血不利"是因，由此形成的"水"为果，"水"一经形成，停于胸胁，又会作为致病因素，影响血液的正常运行，进而加重瘀血，形成恶性循环。贾英杰教授勤求古训，结合《金匮要略·水气病脉证并治》"血不利则为水"的相关理论，临床治疗伴有瘀象的肺癌时，不仅根据瘀血的成因选择恰当的祛瘀方法，更重要的是能够"未病先防"，施以调血利水法，以刘寄奴、马鞭草、鸡血藤等活血通络利水，郁金、姜黄、川芎、当归、丹参等活血化瘀散浊，辅以茯苓、车前子等淡渗利水之药，以截断病变发展演变的途径，使血活而水自去。

(三) 寓补于攻，以平为期

出现恶性胸腔积液的患者多属肺癌中晚期，正气亏损，脾胃虚弱，癌浊在体内肆虐日久，进一步耗伤气血，《景岳全书·胁痛》："凡人之气血，犹源泉也，盛则流畅，少则壅滞，故气血不虚则不滞，虚则无有不滞者。"正气亏虚无力推动津液运行，津液输布排泄障碍留于胸胁，故发为恶性胸腔积液。贾英杰教授在临证中提出"以平为期"，忌攻伐太过而使正气愈亏，应灵活把握攻补的法度，在缓黜癌浊的基础上，重视补气健脾以固护本元。贾英杰教授重用黄芪，补气健脾以运化水湿，同时主张补气不忘行气，补而不滞，常佐以枳壳、陈皮、厚朴等疏利三焦，佐薏苡仁、白术、茯苓等健脾利湿，意在培土以制水，气血充盈，气顺浊散，津液得通。

（刘宏根　欧妍）

第五节　咯血

咯血是指喉部以下的呼吸器官出血，通过咳嗽从口腔排出。临床上近50%的肺癌患者会出现咯血的症状，常作为肺癌的首发症状出现，根据每天咯血量的不同可分为小量、中等量、大量咯血。临床常见血丝痰、咯少量鲜血，反复出现，甚至贯穿整个病程。咯血可诱发肺部感染、引发窒息等危及患者生命，日常咯血也加重了患者对疾病的恐惧感。据统计报道，肺癌咯血相关病死率可达25%。目前西医以止血药物对症治疗为主，多可获得短期疗效，但毒副作用和易复发性增加了其局限性；外科手术及介入治疗可以起到一定止血作用，但因手术的局限性，所以临床应用并不满意。贾英杰教授通过长期临床工作的经验总结，认为肺癌咯血不外火盛、气虚两端，辨治时应把握"急则治其标，缓则治其本"的原则，并强调顾护脾胃的必要。分清虚实，灵活掌握补虚泄实、疏利三焦的时机，随证立法，临床收效颇佳。

一、证机概要

咯血症状的记载可追溯到《素问·咳论》"肺咳之状，咳而喘息有音，甚则唾血"的记载，其所论述症状类似肺癌咯血的临床表现。后世《杂病源流犀烛·积聚癥瘕痃癖痞源流》记载"邪积胸中，阻塞气道，气不宣通，为痰，为食，为血……"为肺癌咯血的证候特点提供了重要参考。肺癌咯血的病机可按虚实分论，属实者由在内的癌浊，复外感邪热或寒邪入里化热，热毒灼伤肺络引起咯血。特点是血色鲜红，出血量多，口干而苦，苔多黄糙，舌尖红，脉洪数。虚证多由癌浊耗正，精血败伤所致，常见为阴虚或气虚，阴虚不能制阳，进而化热伤肺络，气虚不能固摄血液而致血溢肺络。特点是血淡红而量不多，持续时间较长，并伴有阴虚、气虚常见症状。此外，抗肿瘤治疗手段引起脾胃虚损，导致的脾不统血、气机升降失常、脾虚水停、胃阴不足也是常见病机：脾气不足，气不能摄血，血行脉外，发为咯血；脾胃升降失常、气机壅滞，致肺气郁滞、肺失宣降，亦可咯血；脾虚不能制水，水湿聚为痰，损伤肺络而出血；胃阴不足，肺失滋养，则见干咳、咯痰、咯血等症状。贾英杰教授提出其病机特点为火伤肺络为标，脾胃亏虚为本，浊瘀内停、三焦不利为变。

二、辨治特色

（一）清胃除热，凉血止血

凡兼夹外感风温或内伤之火，均能使血热妄行而咯血，正如王节斋论述的"大抵咳嗽见血，多是肺受热邪，气得热而变为火，火盛而阴血不宁，从火上升"。这类咯血多为咯血初期，起病急，血色鲜红，常兼见热症，如身热、口渴、烦躁、便秘、舌红、苔黄、脉滑数或弦数等。治疗上从清胃降胃入手，不急于收涩。若血色鲜红，齿龈红肿疼痛，头痛、口臭，舌红、苔黄，脉洪数，用加味清胃散合泻心汤加减以清泻郁火、凉血止血。热势甚者，加栀子、牡丹皮、黄芩清热泻火；大便秘结者加生大黄通腑泄热。若咯血色红或紫暗，兼脘腹胀闷，甚则作痛，口臭，便秘或大便色黑，舌红、苔黄腻，脉滑数，用泻心汤合十灰散以清胃泻火、化痰止血。若咯血伴口苦胁痛，心烦易怒，寐少梦多，舌红绛、脉弦数，用龙胆泻肝汤合泻心汤加减以泻肝清胃、凉血止血。如果出血量较大，可以选用大黄、牡丹皮、赤芍、白及、仙鹤草、白茅根、地榆炭、茜草、三七、云南白药等凉血止血或补气摄血。贾英杰教授强调，在使用寒凉止血的治法时，血止即可，过凉会攻伐五脏之生气，或引起寒凝血瘀，或导致阳衰之变。

（二）甘温益气、养血活血

肺癌若长期咯血，可导致气随血脱形成虚证，常见阳虚气损统血无权，血溢脉外，若离经之血蓄积体内，还会形成瘀血。如《血证论·瘀血》论述："离经之血，虽清血、鲜血亦是瘀血。"瘀血致血脉瘀阻影响气血周流和化生，是"瘀血不去，新血不生"理论在肺癌咯血症中的体现。此种咯血持续时间较长，久治而不能遏止，一般咯血量少，血色黯淡无光，质多稀薄散漫，兼见一派虚寒证，如肢凉怯冷，喜静少动，体倦乏力，痰涕清稀，小便清长，大便溏或下利清谷，面色青白，舌质淡或淡胖、边有齿痕、苔白，脉虚或沉迟等。瘀血甚者可见面色晦暗，肌肤甲错，皮下瘀斑，咯血不止，舌上瘀点，脉沉细而涩等瘀血内停的表现。贾英杰教授认为，气虚不固咯血者，以甘温益气法治疗，可选归脾汤加减：用人参、茯苓、炙甘草益气；白芍、山茱萸、五味子敛营；黄连反佐兼坚阴；再加入姜炭收摄虚阳。此外，可佐苦温之阿胶珠、荆芥炭引血归经，又可选用赤石脂、海螵蛸、焦山楂等温涩止血，且用量宜大。如赤石脂，《本草求真》记载"石脂之温，则能益气生肌；石脂之酸，则能止血固下。"贾英杰教授临床常规剂量为50g以上，足量才能发挥它益气温涩而止血之功效。除了补虚养血，化瘀生新也是一个重点，临证可佐以鸡血藤、牡丹皮、丹参、川芎、三七粉等活血祛瘀药物以活血养血、活血止血。化瘀时要注意避免加重出血或者过于耗气，如三棱、莪术、水蛭、虻虫等破血药应慎用。

（三）扶土生金，兼利三焦

临床肺癌晚期的咯血患者，经多程的抗肿瘤治疗后，多呈现子母同病、肺脾同虚的情况。中焦作为人体升降的枢纽，如果中焦斡旋失司，易使气血运行不畅，产生浊、痰、毒、瘀、水湿等病理产物，损伤肺络而出血。肺癌晚期患者久病脾肺皆不足，正气无力排邪，痰饮留而不去，咯血难净，此时治疗可从补脾入手、土旺可生金。《格致余论》强调："脾具坤静之德，而有乾健之运；故能使心肺之阳降，肾肝之阴升，而成天地之交泰，是为无病之人。"脾胃健运有常，化精微升清阳，运水湿降浊气，水湿不聚中州，痰浊无由而生，源清气洁，肺复清虚治节之职，宣清吐纳自如，则患者咯血自愈。而且，脾胃健则肺金得养，金旺木制，可使肝用条达，土厚木荣能使肝体柔顺，如此三焦气血冲和，生制有序，则肺金必得速愈矣。晚期肺癌咯血者多兼脾胃症状，如痰多、纳差、乏力、脘腹作胀等，亦说明应着手中土以治本。正如张仲景所说"四季脾旺不受邪",脾胃得顾,邪不可干。贾英杰教授认为"治取中焦"可以益胃汤为主方,灵活运用扶正理气法,调节气机,疏通经络,畅达一身之气。因肺有癌灶,治疗上宜温润不宜燥,宜清轻不宜寒,药用黄芪、当归、党参、白术、百合、石斛、沙参、熟地黄之属,反佐黄连以坚阴,虑其上升而刑肺金,温凉相济,清补结合。气顺则血宁,常用枳壳、厚朴、炒莱菔子三药以通降中焦气机,畅达三焦,咯血得愈。

(张鹤　欧妍)

第八章　病后康复,形神并治

第一节　形神合一,道器并重

在现代医学的生物-心理-社会医学模式下,对恶性肿瘤的治疗从改善生存期和生活治疗,延伸到对患者心理健康的关注。肿瘤相关性抑郁是指在恶性肿瘤诊断与治疗过程中,出现的病理性抑郁状态或综合征,表现为情绪低落、兴趣减退、精力不足、体力缺乏、悲观伤感、自罪观念与自杀倾向,并非精神病性抑郁。肺癌由于患者群基数大,肺癌患者的抑郁也受到了广泛关注,该病可归属于中医学"郁证"的范畴。中医学对身心医学的关注源于《黄帝内经》,分别从阴阳、五行、脏腑、七情等角度分析了其内涵,包括形神一体论、心身认知论、五行情志论、阴阳睡梦论等。贾英杰教授强调癌浊留驻、肝郁气滞是本病的病机基础,治疗中注重罢黜浊邪以疏肝健脾，并时时把握五脏形神一体观，谨守情志对五脏的影响，关注心理因素，善于发挥"立体疗法"的优势，配合耳穴压豆、八段锦等，多维立体，形神共调，验效颇佳。

一、证机概要

五脏一体，五神互调，五志相应，人体的精神活动与五脏生理密不可分，人体五脏生理病理变化亦可影响五神五志。肺属金，藏五神之"魄"，主五志之"悲"，所以肺病患者可见善悲伤，魄不安的情形。魄是支配人体各种精神活动的基础之一，若肺气充足，精血旺盛，肺藏舍有度，则魄强；若肺气亏虚，阴精乏源，肺藏舍失用，则魄弱。《医经溯洄集·五郁论》中指出："凡病之起也，多由乎郁，郁者，滞而不通之义。"《丹溪心法·六郁》中提出："气血冲和，万病不生，一有怫郁，诸病生焉。"肺主一身之气，气是推动血液运行的必要动力，气不足，无力运血，导致气血郁滞，进而发为郁证。贾英杰教授认为，"百病皆生于气"，对于肺癌患者，癌浊犯肺，影响肺气之宣降，肺气为癌浊所伤，影响一身之气，正气虚弱则脏腑功能失调，癌浊乘势久踞成瘤，阻碍肺部气血运行，久而化毒生瘀，往复循环。肺气不利，魄亦受损，魄伤则会出现食少乏力，倦怠懒言，烦躁，失眠等症状。此外，贾英杰教授强调除肺脏受损外，肝、脾两脏亦易受累，须引起重视。所涉及的病机可总结为"病位始于华盖，木火刑金，子病及母"。治疗时应注重黜浊清窍、引魄归元，重视脏腑与五神志的统一，驭气统精，整体论治。

二、辨治特色

（一）健脾黜浊，安养肺魄

五脏之间功能密切联系，保证了精神、意识、思维等神志的正常活动。癌浊壅塞聚于华盖，肺失宣发肃降之功，久则损伤母脏——脾。脾为中焦之枢纽，斡旋气机之升降，"浊邪"黏滞，最易困脾，可致脾气郁结不通，气机升降失司，见食少腹胀，倦怠乏力，少气懒言等症。恶性肿瘤患者精神抑郁，脏腑功能失调导致气机郁结，加剧了血瘀、毒聚的形成，与浊邪裹结，助长了"癌浊"的产生。脾胃居中焦，为上下升降之枢纽，调燮脾胃，不补之中有真补存焉，健脾必先运脾，运脾必先调气。对于临床常见脘腹胀闷不舒，食少纳呆，厌食油腻，大便溏薄或时干时溏等症，常用黄芪、太子参、白术、茯苓等益气健脾和胃。脾胃功能恢复，则能扶植肺气，引魄归元。

（二）疏肝解郁，魂魄相合

肝藏魂，喜条达而恶抑郁。患者身患肺肿瘤后，除了机体气血的瘀滞，情志的郁结也是很普遍的现象。患者烦闷多思，致肝气郁结不舒，气机运行不畅，肝郁化火，木火刑金，魂魄相离，故临床可见胸闷喘满，胁肋胀痛，烦躁易怒，失眠等症。《景岳全书·不寐》记载："盖寐本乎阴，神其主也，神安则寐，神不安则不寐。"邪伤于肺，肺失宣降，肺魄对外界信息的接收、输入功能虚性亢进，心神不安，出现入睡困难、睡眠轻浅等症状。治疗可用紫苏子、葶苈子等肃降肺气；柴胡、川芎、郁金、香附等疏肝理气活血；白芍、当归等滋养肝阴、养血柔肝，以求补肝体助肝用，肝木条达，则郁解神安，魂魄相合。

（三）立体疗法，形神共调

肺癌患者相关抑郁状态病程一般较长，治疗时还可着眼于患者的日常生活，适当给予一些代茶饮的小方剂，也可以结合中医的功法锻炼和一些简便易操作的外治法，日久可以发挥出持续性效用。

1. 耳穴贴压

耳穴贴压通过刺激耳郭上人体脏腑或躯体的病变反应点或压痛点来防治疾病。临床常选取神门、交感、心、肾、皮质下，配合肝、胆、脾胃等反应点按压，以出现酸痛感为宜，共奏疏肝健脾、安神定志之功。

2. 八段锦

八段锦则充分结合形、神、意，融合中医经络学说，通过调摄精神、将息得宜，使患者抗病能力及脏腑功能增强，所涉及八式，每一式均对所联系经络、脏腑产生影响，以肢体躯干之屈伸俯仰，达气机之升降开合，促机体经络及气血运行之疏通，终达脏腑调和、阴阳平衡，精神乃居。

3. 代茶饮

贾英杰教授临床常用三花饮辅助治疗肺癌相关抑郁状态患者，玫瑰花性温，归肝脾经，具有理气解郁、和血散瘀的功效；代代花疏肝和胃，理气解郁，主治胸中痞闷、脘腹胀痛、呕吐少食等症状；合欢花安神、解郁、清火、明目，治疗失眠、多梦、心神不宁等症状。三花合用，气血通达，心情愉悦，纳馨寐安。将所有茶材放入壶中，注入热开水，温浸片刻，再入冰糖或蜂蜜，再加 1~2 颗红枣，静置 5 分钟后即可饮用。可反复回冲直至茶味渐淡为止。

（田艳萍　张春雁）

第二节　内外并施，导引修身

中医外治法与中医内治法同出一源，相辅相成，共同构成了中医治疗学。自古以来医家喜将内外治疗相结合，贾英杰教授承古创新，临证时常在内治的基础上结合外治之法，基于"黜浊培本"的理念，将针灸、敷贴、功法、饮食调理灵活结合，内外并施，达到一加一大于二的效果。

一、证机概要

清代医学家吴尚先提出："外治之理，即内治之理；外治之药，亦即内治之药；所异者，法耳。医药药理无二，而法则神奇变幻。外治必如内治者，先求其本，本者何明阴阳识脏腑也……虽治于外，无殊治在内也。"其认为内服药与外治实是"殊途同归"。肺癌患者本就正气亏损，经化疗、放疗、靶向、免疫治疗后，正气亏虚，肺主治节之职能失司，经络气血运行不畅，容易出现乏力、气短、不寐等症状。外治之法可使药物避免首过效应、不受胃肠道影响，具有给药更加便捷的优势。贾英杰教授主张内外并施，在内服中药的基础上，联合针灸、穴位贴敷、功法等多维度进行干预治疗。

二、辨治特色

（一）针药并用，调畅三焦

肺癌患者接受化疗、靶向及免疫治疗后的乏力、恶心呕吐、心悸等症状，中医学认为皆属"药毒"范畴。"药毒"凌心则心神被扰，心神难藏而心悸；"药毒"犯胃则胃气上逆，恶心呕吐时作，脾与胃为表里，胃病及脾，大便多溏泄；"药毒"入肺则加重咳嗽、咯痰，肺与大肠相表里，肺阻则大肠不畅，而发生便秘或泄泻；"药毒"体内蓄积日久，影响气机、血液的运行，日久气血亏虚、血脉瘀滞，产生乏力、疼痛、肿胀等症状。贾英杰教授在黜浊培本理念下运用针刺治疗，主张内外并施，立足三焦针法，收效甚佳。《素问·六节藏象论》："肺者，气之本。"治肺当调气，选用"三焦针法"中的足三里、三阴交、血海为基础穴位，足三里、三阴交可培本扶正，血海亦可扶正补血；加上膻中、中脘、气海，分属上中下三焦，畅调三焦气机，并可健脾益气。其余各穴随症加减，恶心呕吐者，加用内关、胃俞、太冲；心悸者，加用神门、大陵；泄泻者，加用天枢、大肠俞、上巨虚、阴陵泉；便秘者，加用支沟、天枢、大肠俞；咳嗽咯痰者，加用丰隆、肺俞。

（二）巧用敷贴，扶正祛邪

穴位贴敷是经皮给药，药物以一定的速率通过皮肤，经毛细血管吸收进入体循环产生药效，可使药物避免首关效应，不受胃肠道吸收的影响，具有药物释药速度可控、给药便捷等优势。"肺在体合皮"，该法药物可由皮透入，由外向内，循经络进入脏腑，直入于肺，引药内行治疗肺部肿瘤；肺朝百脉，药物经肺气遍布全身，激发经络之气，平衡阴阳，可达到全身治疗的作用。基于"黜浊培本"的理念，贾英杰教授药物选用黄芪、白术、陈皮、莱菔子、苏子、川芎、当归、生姜等，以益气扶正、降气肃肺、活血祛浊，穴位选用双侧足三里及任脉气海、关元等。《针灸资生经》"治脏气虚惫，真气不足，一切气疾，久不瘥者，宜灸气海。"关元穴亦是人体元气的关隘，《类经图翼》："又名大中极，乃男子藏精、女子蓄血之处。"《中医针科纲要》："百病莫忘足三里，诚为治病壮身第一要穴。"此皆为补虚之穴，扶正为本。药穴结合，养正积自除，邪去正自安。

（三）功法康养，养神全形

手术是中早期非小细胞肺癌重要的治疗手段之一，但手术带来的术后心肺耐力、肺功能下降等情况是困扰患者术后生活质量的难题，并同时可能伴随疼痛、呼吸困难、焦虑、抑郁、乏力和咳嗽等症状。针对这类情况，贾英杰教授提倡中医传统功法训练，包括八段锦、太极拳、易筋经、五禽戏等，传统功法不仅注重肺部呼吸功能锻炼，且更加强调"意""气""力"三者相结合，即意念、呼吸与肢体运动三者相互配合，相互促进，对患者术后心肺功能的恢复、心理状态的改善皆有益处。在具体操作方面，贾英杰教授强调动作与呼吸需要相互配合，控制体内气息升降出入，提倡以膈肌主导的腹式深吸慢呼运动，起到了锻炼呼吸肌力、增强肺通气和换气的作用，有利于提高患者肺功能水平，增加心输出量。

（四）药食同源，饮膳养身

饮食对人体的重要性从《内经》就开始强调，《灵枢·五味》及《素问·五脏生成》均指出五味的偏食会伤人五脏。饮食与药物一样，具有其自身的性味特质，通过对日常饮食的合理选取和搭配，对患者康复可以发挥很大的作用。贾英杰教授强调饮食调理是肺癌患者术后居家调理的一个重要方面，建议患者居家时可服用代茶饮，方虽小但精，收效良好，且居家可及性、安全性良好，如金精玉液方：麦冬、乌梅、石斛、芦根、淡竹叶，针对伤阴口干患者；溃愈疗疡方：金银花、菊花、知母、决明子、北沙参，针对放化疗后口腔溃疡频发患者；建中化浊方：生黄芪、薏苡仁、陈皮、佩兰、玫瑰花，用于体质湿浊难尽的患者；运中培本方：白术、茯苓、薏苡仁、山药、莲子、白扁豆、莱菔子，用于脾虚乏力营养欠佳的患者。

（路娜　肖美婷）

下篇

阐明机制，指导临床

科学验证，寻求靶点

第九章 "黜浊培本"理论指导下中医药治疗肺癌的研究进展

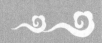

肺癌是起源于支气管黏膜上皮及肺泡的恶性肿瘤，死亡率在我国居首位。2020年全球肺癌发病率为11.4%，中国肺癌发病率高达17.9%，其中以非小细胞肺癌占比最大，约为85%。肺癌5年生存率低于20%，严重危害国人健康。早期肺癌可通过手术切除，但肺癌的筛查和早期诊断技术仍不够成熟，往往早期难以对肺癌进行明确诊断，确诊时多已错过最佳手术治疗期，治疗效果不甚理想。化疗、靶向药物及免疫药物的不良反应严重影响了患者的生活质量。中医学认为肺癌为正虚邪实，邪毒内盛，痰湿内停，气滞血瘀，内积于肺而成，属于"肺积""息贲"等范畴。贾英杰教授根据多年临证经验，总结本病病位在肺，与脾肾相关，浊、毒、瘀为病机要素之本，痰为病机要素之标，创制消岩汤以治疗本病。消岩汤治疗非小细胞肺癌具有确切的临床疗效，其与放疗、化疗及靶向治疗联合用于肺癌的治疗中，具有减轻治疗相关不良反应、延长患者中位无进展生存期、改善免疫功能及提高患者生活质量等作用。本篇将对"黜浊培本"理论指导下中医药治疗肺癌的临床及基础研究进展进行总结。

第一节　"黜浊培本"理论指导下中医药治疗肺癌的临床研究进展

一、创制专利处方"消岩汤"

　　贾英杰教授认为本病为饮食失调、劳倦过度、情志不畅等因素所致正气亏虚、邪毒内侵所致。邪气郁阻于肺，肺之宣降失常，上焦气机郁滞，则三焦不通，气化失司。气为血之帅，三焦气机失调则血涩不行；三焦乃气血津液之通道，三焦不畅则代谢失常，"浊邪"内生。瘀、毒、虚与"浊邪"胶结于内，互为因果，化生癌浊，日久生积，积阻于肺；津液输布失调，化生痰湿，内蕴于肺，故作咳喘。三焦气机畅达，周身之气流转，邪毒方可外散，贾英杰教授从"癌浊"病机理论出发，在"黜浊培本"理论指导下拟定消岩汤以疏利三焦、调补脾肾，从而流转气机、给浊出路。"黜浊"即罢黜癌浊、给邪出路，"邪祛正自安"，肺癌邪毒内盛、痰浊内生，当祛邪以肃清肺体，恢复气机之升降；"培本"即培植本元、扶助正气，"正虚邪自盛"，肾为先天之本，脾为后天之本，当健脾补肾以扶助正气，驱散胶结之癌浊。消岩汤方由黄芪（30g）、太子参（15g）、夏枯草（10g）、白花蛇舌草（15g）、生牡蛎（30g）、郁金（10g）、姜黄（15g）、露蜂房（15g）共同组成。中州乃五脏六腑之枢，中土亏虚则肺气先绝，黄芪壮脾胃而实卫表，培育中州，温补三焦；太子参补脾土之不足，润肺金之干涸，二者共为君药。夏枯草与生牡蛎磨积而不伤正，白花蛇舌草散癌毒且消痈疡，三者软坚散结，乃方中臣药。郁金、姜黄直入气血，上行下达，散瘀消癥，为佐药；露蜂房拔深藏之毒根，为使药。诸药合用，以达"黜浊培本"之效。

二、内外结合、综合施治

贾英杰教授提出肿瘤的中医治疗应当以内科治疗为主，针对不同患者的情况给予恰当的外治法，如针灸推拿、导引锻炼、情志干预、辨证施膳等。当前研究团队在贾英杰教授带领下已通过临床试验证实正念疗法对肺癌患者心理症状疗效显著，观察组在第8周抑郁、总体健康状况、敌对、睡眠障碍和饮食不良较基线均有改善，差异有统计学意义（$P<0.05$），且随访期疗效持续。同时团队自拟外用软坚止痛膏在临床试验中证实其镇痛有效率达91.7%，起效时间约0.5小时，持续时间约6小时，疼痛强度指数由4降至1，其对肺癌、肝癌、乳腺癌及对颈部、胸部、腹部疗效较好。观察组未发现严重不良反应，仅3例出现皮疹，停药2日后自行消退。

三、全程管理，中西联合

（一）联合化疗——培护中土，扶正生血

化疗是中晚期非小细胞肺癌重要的治疗方法之一，其在杀灭肿瘤细胞、抑制肿瘤增殖的同时，亦会攻击正常细胞，产生一系列毒副作用，如胃肠道反应、骨髓抑制、神经毒性等，极大地降低了患者生活质量。贾英杰教授认为化疗乃药毒，药毒攻伐中土则纳化失司、升降失常，纳化失司则气血无源以生，由是出现神疲乏力、懒气少言、面色萎黄等骨髓抑制症状；升降失常则清浊不分、上下不通，故而恶心呕吐、腹胀便秘。消岩汤补益脾胃、祛除邪毒，联合化疗可极大改善患者的临床症状，提高患者的生活质量。张欣等在观察组的20例晚期非小细胞肺癌患者进行支气管动脉灌洗化疗前3天予消岩汤口服，对照组（20例）则单独予以支气管动脉灌洗化疗，连续观察2周期（28天/周期）后，消岩汤组患者CD3$^+$、自然

杀伤细胞较治疗前升高，而细胞角蛋白 19 片段（CYFRA21-1）水平较前降低，且在减轻毒副反应、缩小瘤体与改善患者生活品质方面观察组均优于对照组。彭卫卫观察消岩汤联合全身化疗的临床疗效，将 100 名中晚期非小细胞肺癌患者分为两组，对照组（50 例）予 NP 方案化疗，治疗组（50 例）在 NP 方案化疗基础上加用消岩汤，观察发现治疗组总有效率及生活质量改善率均高于对照组。张斌等使用消岩汤联合化疗治疗晚期肺癌患者，对照组（32 例）采用长春瑞滨加顺铂治疗，观察组（32 例）加用消岩汤，治疗后观察组骨髓抑制、恶心呕吐等不良反应以及免疫功能较对照组得以改善，观察组患者肿瘤标志物水平也有所下降。朱津丽等将 60 例晚期非小细胞肺癌患者分为两组，对照组（30 例）予以 GP（吉西他滨+顺铂）方案治疗，观察组（30 例）在 GP 方案基础上口服消岩汤，观察消岩汤联合化疗对外周血血管内皮生长因子（vascular endothelial growth factor，VEGF）的影响和临床疗效。结果表明，化疗合用消岩汤不仅能降低血清 VEGF 的含量，减轻化疗药物血液毒性，也可稳定瘤体大小，改善患者临床症状，提高患者的生活质量。此外，重用黄芪可加强消岩汤增效减毒的作用，张丽丽等在消岩汤原方基础上重用黄芪，发现 60g 黄芪组消岩汤联合化疗治疗非小细胞肺癌的效果比 30g 黄芪组更优，其在改善骨髓抑制、免疫功能和升高细胞因子方面疗效更佳。对于化疗后维持治疗患者，亦可加用消岩汤进行同步治疗，消岩汤联合化疗进行维持治疗可较好地改善患者的临床症状，延长患者中位无进展生存期。邓仁芬将消岩汤运用于一线治疗后部分缓解或完全缓解的晚期驱动基因阴性 NSCLC 患者的维持治疗，观察对中位无进展生存期、总生存期、生活质量、中医症状及相关不良反应的影响。与化疗维持治疗组相比，观察组安全性较高，有效延长患者 mPFS，改善患者临床症状。刘强等在后期研究中也证实，消岩汤联合维持治疗可减轻骨髓抑制、胃肠道不良反应，有利于患者后期的持续性治疗。可见消岩汤对于不同方式的化疗均具有减毒增效的作用，而找准介入治疗时机方可发挥消岩汤最大功效。贾英杰等将 60 例非小细胞肺癌患者按照给予消岩汤时间节点分为 4 组（提前 7 天应用消岩汤加化疗组、提前 3 天应用消岩汤加化疗组、消岩汤加化疗组、单纯化疗组）以观察消岩汤对气虚毒瘀型非小细胞肺癌化疗毒副作用减轻的时效关系，研究发现消岩汤对改善白细胞减少、缓解恶心呕吐等具有显著疗效，以提前 7 天应用消岩汤组效果最佳。杨佩颖等在临床试验中亦证实了对于气虚毒瘀型非小细胞肺癌化疗患者，提前 7 天加入消岩汤治疗对其免疫功能的改善效果最好。团队通过多中心、随机对照临床研究，发现紫龙金片在晚期 NSCLC（气血两虚证）维持治疗过程中可延长无进展生存时间并改善患者症状，试验组中位无进展生存时间为 234 天，对照组为 139 天，试验组优于对照组，差异有统计学意义（$P<0.05$），且联合治疗安全性可靠，详见图 9-1。

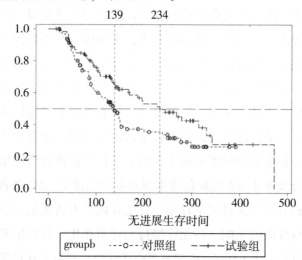

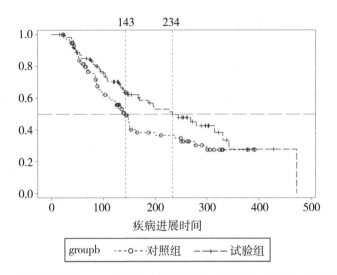

图 9-1　紫龙金片维持治疗晚期非小细胞肺癌的无进展生存期及疾病进展时间

（二）联合放疗——清解火毒，顾护正气

放疗是肺癌局部治疗的方法之一，其可抑制肺癌扩散，常伴局部与全身的不良反应，如放射性肺炎、肺纤维化、骨髓抑制、心脏毒性等。贾英杰教授认为放疗属热毒，其可直达营血，耗伤气液，灼伤阴津，亏损正气，当以消岩汤清解火毒以顾护正气。消岩汤联合 ^{125}I 可缓解患者的不良反应，恢复患者的整体机能。在 ^{125}I 粒子植入前 3 天开始给予消岩汤治疗，服用至放疗结束，28 天后观察到加用消岩汤改善免疫功能与生活质量的效果更好，且放疗相关毒副反应更小，血小板减少、恶心呕吐等发生率降低。晚期非小细胞肺癌患者运用消岩汤联合 ^{125}I 及热疗治疗后，疲倦乏力、失眠多梦、食欲不佳等症状得以缓解。此外，在 ^{125}I 粒子植入基础上加用消岩汤治疗，可缩小瘤体，以及降低癌胚抗原（CEA）、细胞角蛋白 19 片段（CYFRA21-1）等肿瘤标志物水平。

(三) 联合靶免——毒性相异，随变治之

靶向治疗具有高度选择性，临床疗效较好且毒副作用较小，靶向治疗的发展为非小细胞肺癌的治疗带来了前所未有的疗效突破，但靶向治疗耐药问题仍不可避免，消岩汤联合靶向药物治疗非小细胞肺癌既能增加抗癌作用，又能延长耐药时间，为易耐药患者提供新的希望。近年来，免疫治疗在抗肿瘤治疗中逐渐引起医学界的重视，以程序性死亡受体 1 (programmed cell death protein 1, PD-1) 为靶点的 PD-1 单抗通过激活肿瘤细胞免疫抑制机制发挥抗肿瘤作用。PD-1 单抗联合其他抗肿瘤药物能够进一步改善患者免疫功能，增强对肿瘤细胞的杀伤作用。中药及其有效成分在抗肿瘤方面发挥着独特功效，能够全面调节机体免疫环境。

贾英杰等将 58 例非小细胞肺癌患者分成两组，观察病灶大小、肿瘤标志物水平、免疫指标及毒副反应等变化情况。治疗组 (30 例) 予消岩汤联合厄洛替尼治疗，对照组 (28 例) 予厄洛替尼单药治疗。2 个月后，治疗组病灶稳定，免疫功能改善，$CD3^+$、$CD4^+$、$CD4^+/CD8^+$、NK 细胞较治疗前升高，血清 CEA 和 CYFRA21-1 的下降程度优于对照组，且可有效减轻厄洛替尼所致皮肤毒性。梅庆云等回顾性分析 256 例 EGFR 驱动基因阳性晚期非小细胞肺癌患者的临床资料，消岩汤联合 EGFR-TKIs 治疗较单纯使用 EGFR-TKIs 治疗能延长患者的 mPFS，分别为 12.2 vs 9.3 个月；联合治疗组能延长患者的 mOS，分别为 25.9 vs 23.1 个月，详见图 9-2。

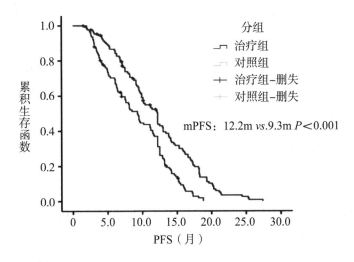

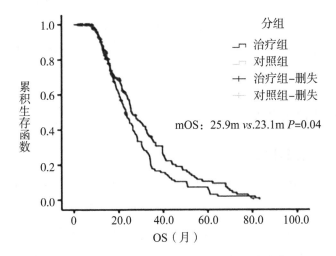

图 9-2 消岩汤联合 EGFR-TKIs 治疗 EGFR 驱动基因阳性
晚期非小细胞肺癌的生存曲线

刘峰林等观察消岩汤联合免疫治疗对 53 例晚期 NSCLC 患者临床症状、近期疗效、疾病进展情况和免疫功能的影响。对照组予

PD-1 单抗治疗，观察组加用消岩汤，治疗 3 个周期后发现，观察组的客观缓解率（objective response rate，ORR）、中位无进展生存时间以及免疫功能均优于对照组。此外，消岩汤与阿帕替尼联合用药在改善未行手术放化疗的晚期非鳞非小细胞肺癌患者临床症状、减轻药物不良反应方面疗效优于阿帕替尼单药。

四、优势人群特征

明确中医药治疗 NSCLC 优势人群有利于发挥中医药因人制宜的诊疗特色，提高临床治疗获益率。既往研究发现，消岩汤加减联合对症维持治疗可延长非小细胞肺癌患者的中位无进展生存期，其中最佳受益人群为肺鳞癌、无脉管及软组织侵犯的痰热阻肺证患者。对于晚期驱动基因阴性的非小细胞肺癌患者，ⅢB 期、鳞癌、肺脾气虚证、长疗程（>4 周期）维持治疗患者使用消岩汤联合化疗治疗后疗效更佳。

五、肿瘤相关并发症

（一）骨髓抑制

化疗后骨髓抑制是癌毒与药毒共同作用的结果，毒邪伤及中州则气血化生无源。肺癌患者化疗后骨髓抑制主要表现为贫血、粒细胞缺乏及血小板减少等，骨髓抑制的发生可能与肺癌分期、化疗方案及机体免疫功能等因素相关。消岩汤可刺激造血，抑制炎性反应，提高免疫功能，从而减轻骨髓抑制。刘世杰等将 120 例癌性贫血患者随机分为对照组（60 例）和研究组（60 例），对照组输血治疗，研究组在此基础上加用消岩汤治疗，一个月后观察到研究组血清中的血清铁蛋白、血清可溶性转铁蛋白受体、白介素-6 及血清铁调素水平均低于对照组，消岩汤可辅助骨髓抑制患者的临床治疗。同时，其团队提出血清铁调素可能成为癌性贫血治疗的新靶点。

（二）血液高凝状态

血液高凝状态是非小细胞肺癌患者常见并发症之一，非小细胞肺癌患者体内可出现纤维蛋白原和 D-二聚体水平升高，血浆凝血酶原时间和部分活化凝血活酶时间缩短。纤溶功能异常所致的血液高凝状态可能会促进深静脉血栓形成而导致肺癌患者预后不良。消岩汤联合大株红景天注射液可增强红景天活血化瘀能力，改善患者的血液高凝状态从而改善非小细胞肺癌患者的预后。将 80 例患者随机分为两组，对照组（40 例）予大株红景天注射液，观察组（40 例）予消岩汤加大株红景天注射液，观察两组患者凝血酶原时间、D-二聚体及血小板计数水平，大株红景天注射液可明显降低 D-二聚体浓度，抑制恶性肿瘤血道侵袭转移，而加用消岩汤后患者血液中 D-二聚体水平与血小板水平降幅更大，血液高凝状态改善效果更优。消岩颗粒联合低分子肝素钠可降低气虚血瘀型晚期非小细胞肺癌患者 D-二聚体定量、中性粒淋巴细胞比值而改善血液高凝状态及乏力、肢体麻木等症状，极大提高了患者的生活质量，详见表 9-1。

表 9-1 消岩汤联合肝素钠与单纯肝素钠组的疗效差异（$\bar{x}\pm s$）

组别	例数	时间节点	APTT（s）	PT（s）	PLT（×10^9）	D-二聚体（mg/L）	NLR
对照组	30	治疗前	27.14±4.23	12.69±3.11	248.07±56.72	5.69±1.80	4.36±0.80
		治疗后	28.21±5.10*	12.86±2.91*	234.73±69.64*	4.55±1.34*	3.49±0.56*

组别	例数	时间节点	APTT (s)	PT (s)	PLT (×10⁹)	D-二聚体 (mg/L)	NLR
治疗组	30	治疗前	28.91±4.14	12.56± 3.02	250.90± 68.89	5.71± 1.81	4.08± 0.79
		治疗后	29.89± 6.14#	12.79± 1.69#	231.45± 59.00#	3.30± 1.08*#	2.75± 0.53*#

注：与本组治疗前比较，*$P<0.05$；与对照组治疗后比较，#$P<0.05$。

（三）恶液质

肿瘤恶液质常伴随晚期恶性肿瘤发生，持续性骨骼、内脏肌肉消耗为其主要特征，患者可伴厌食、水肿、乏力、低白蛋白、肌肉萎缩等症状体征，其发生与食物摄入减少和代谢异常所致的能量负平衡相关。消岩汤可改善晚期恶性肿瘤恶液质患者的营养状态，降低体液潴留量，提升恶液质患者生活质量。张蕴超等发现消岩汤可调节"瘦素-摄食-免疫"网络来增加患者的进食量，改善其免疫功能。在其研究的 75 例癌症恶病质患者中，均予常规静脉输液治疗，对照组（37 例）加用甲地孕酮分散片治疗，治疗组（38 例）则加用消岩汤，2 个月后治疗组患者进食量、体质量及恶病质相关生化指标（血红蛋白、白蛋白、瘦素、T 淋巴细胞亚群及 NK 细胞）的改善程度均优于对照组。该团队在后续研究中将消岩汤与榄香烯注射液联用，发现二者联合使用可通过增加患者进食量，改善肌肉蛋白降解，促进患者骨骼肌生长来改善患者恶病质状况。其机制可能与调节中瘦素水平，改善机体摄食功能和能量代谢以及减少炎症细胞因子产生，抑制泛素-蛋白酶体途径激活，减轻肌肉蛋白的消耗相关。

（四）癌因性疲乏

癌因性疲乏是一种由癌症本身或癌症相关治疗引起的包括躯体、情绪和（或）认知等方面疲乏的主观感觉。中医学认为脏腑功能衰退，气血阴阳亏虚是癌因性疲乏的主要病机。消岩汤联合针灸治疗可疏通经络、调和脏腑、补益气血达到缓解疲乏的作用。张丽丽等通过随机对照试验将 80 例患者随机分为对照组（40 例）和治疗组（40 例），对照组予以针刺膻中、内关等穴后加以温针灸治疗，治疗组在此基础上口服消岩汤治疗，治疗 21 天后治疗组癌因性疲乏症状及情绪异常得到明显改善，详见表 9-2。

表 9-2　消岩汤与单纯化疗组之间对癌因性疲乏疗效差异（$\bar{x}\pm s$）

组别	例数	时间	情感维度	认知维度	躯体维度	总分
治疗组	40	化疗前	6.87±3.15	2.05±1.67	9.86±0.54	18.78±4.97
		化疗第 7 天	8.75±2.01[*△△]	2.58±1.89[△△]	13.35±4.26[*△△]	24.68±4.32[*△△]
		化疗第 21 天	6.23±2.28[#△△]	1.87±2.01[#△△]	9.13±2.85[#△△]	17.23±6.25[#△△]
对照组	40	化疗前	6.58±2.37	2.32±1.92	9.03±3.90	17.93±3.70
		化疗第 7 天	11.37±3.24[*]	3.79±1.03[*]	16.42±5.13[*]	31.58±3.75[*]
		化疗第 21 天	8.95±3.13[*#]	3.85±2.36[*]	14.89±2.15[*]	27.69±6.12[*#]

注：与本组化疗前比较，[*]$P<0.05$；与本组化疗第 7 天比较，[#]$P<0.05$；与对照组同时间点比较，[△△]$P<0.01$。

肺癌是我国发病率和死亡率最高的恶性肿瘤，目前西医治疗仍有一定局限性，中医学在肺癌治疗中具有独特的优势。贾英杰教授根据"黜浊培本"法创制消岩汤以治疗本病，经丰富的临床实践证明，消岩汤在不同时段参与到放化疗及靶向治疗中，以"立体治疗"为多学科承载工具，从整体观念出发，以平为期，稳定患者病灶，提高免疫功能，减轻相关不良反应，提高生活质量，为肺癌的临床诊疗提供新的思路和方法。

（赵林林　张豪健）

第二节　"黜浊培本"理论指导下中医药治疗
肺癌的基础研究进展

一、促进细胞凋亡

消岩汤是在"黜浊培本"理论的基础上依据现代药理学研制出的中药制剂，具有多种抗肿瘤活性，临床治疗效果令人满意。随着大量基础研究的完成，消岩汤抗肿瘤的机制也日益明晰，其可针对细胞内相关信号通路及靶点，抑制肿瘤细胞增殖、侵袭，诱导肿瘤细胞凋亡，逆转、延迟、阻止肿瘤发生发展，有效地提高了患者的客观缓解率和生活质量，是治疗 NSCLC 的辅助用药。以"消岩汤临床疗效"为基础，研究团队对其治疗肺癌的药效与机制从宏观和微观的角度进行了初步研究。研究结果表明，消岩汤主要通过调控 A549 细胞中 survivin 以及 caspase-3 基因的表达从而促进肺癌细胞凋亡，其中仍以清热解毒组分中药作用显著，且具有一定的时间相关性，与存活素基因（survivin）小干扰 RNA（small interfering RNA，siRNA）具有协同作用。Survivin 是凋亡蛋白抑制因子家族的一名成员，是很强的凋亡抑制因子，是肺癌不良预后的可靠指标。Caspase-3 则为一组选择性地剪切蛋白质，其功能的丧失或结构变化，可促进细胞凋亡。既往的划痕及侵袭实验证实消岩汤可有效抑制肺腺癌 A549 细胞及肺癌干细胞 SP 的侵袭能力，进而影响非小细胞肺癌的转移能力，进一步解释了临床应用消岩汤治疗非小细胞肺癌患者的疗效。后期研究团队以 RNA 干扰技术为切入点，探讨消岩汤对肺腺癌 A549 细胞 survivin 蛋白表达的影响，结果显示，消岩汤高、低剂量组的抑瘤率分别是 48.36%、27.87%，协同 RNA（short hairpin RNA，shRNA）-survivin 的促凋亡率与剂量无关。进一步的研究发现，运用消岩汤作用细胞 24 小时后，侵袭的细胞数明显减少，48 小时后肿瘤细胞凋亡的速度加快。消岩汤可以通过干预肿瘤细胞凋亡抑制蛋白的表达而有效抑制肿瘤的发展。动物实验以 A549 实体移植瘤裸鼠模型为研究对象，将消岩汤含药血清及 siRNA 转染后的 A549 细胞分别进行瘤内注射，结果 siRNA 转染组对 survivin 蛋白表达的抑制率明显高于消岩汤组，但显著低于消岩汤+siRNA 转染组，详见表 9-3。siRNA 转染组和消岩汤组均可诱导细胞凋亡，且 siRNA 转染组的诱导作用强于消岩汤组，消岩汤+siRNA 转染组可协同增强诱导细胞凋亡作用，说明消岩汤联合 survivin siRNA 可协同增强诱导细胞凋亡作用。以上研究从基因学的角度，为消岩汤在临床抗肿瘤治疗中提供有力的理论依据。

表 9-3　用药前后各组 A549 荷瘤小鼠体质量和瘤质量的比较（x̄±s）

组别	动物数/只		体质量/g		瘤质量/g	抑瘤率/%
	开始	结束	开始	结束		
模型	10	8	18.00±1.05	24.31±5.57	3.80±0.84	—
siRNA 转染	10	10	18.20±1.14	22.00±3.14**	0.50±0.13**	86.84
消岩汤	10	9	18.20±1.14	23.22±2.60**	0.45±0.09**	88.16
消岩汤+siRNA 转染	10	9	18.20±1.14	23.22±2.51**	0.49±0.16**	87.10

注：与模型组比较，$**P<0.01$。

二、抑制细胞增殖、侵袭

消岩汤通过抑制 A549 细胞的迁移以及肺癌干细胞 SP 的侵袭，从重塑肿瘤微环境的角度发挥抑制肺癌细胞增殖、转移与侵袭的作用。其相关机制主要涉及两个方面：第一，消岩汤可抑制 Wnt/β-catenin 信号通路。研究发现，上皮间质转化（epithelial-mesenchymal transition，EMT）是肿瘤演变进程中的重要生物学过程，通过 EMT，肿瘤细胞逐渐由上皮细胞表型向转换间质表型转变，并获得增强的迁移和侵袭能力。Wnt 信号通路是 EMT 的重要途径之一，研究团队的试验表明消岩汤可抑制 Wnt 信号通路，从而抑制肿瘤细胞上皮间质转化，起到抗肿瘤细胞侵袭转移的作用。第二，消炎汤可抑制 TGF-β/Smad3/MMP-9 信号通路。炎性因子 TGF-β 通过诱导 Smad3 的磷酸化，促进炎性信号通路的传导，进而促进肺癌的侵袭和转移。

我们曾检测消岩汤干预下肺癌干细胞中多种炎性蛋白及因子表达的变化，结果显示消岩汤可通过抑制 TGF-β，影响 Smad3 的传导，抑制转移的发生。Smad3 可由 TGF-β 诱导发生磷酸化，形成 p-Smad3 进入细胞核，与相应的靶点结合，诱发信号通路的传导。本研究中消岩汤对 p-Smad3 的抑制作用也是其作用机制中的一部分。有研究发现当肺癌细胞发生侵袭、转移时，MMP-9 的表达增强，当药物作用时，肺癌细胞的侵袭、转移受到抑制，同时 MMP-9 的表达也降低。本研究中消岩汤对于 MMP-9 的表达有抑制作用。在一项基础研究中，划痕试验消岩汤组 A549 细胞在 24、48、72 小时的迁移距离明显短于各时刻对照组。侵袭实验中消岩汤干预下的 SP 细胞穿出 Transwell 小室的细胞数明显少于对照组，详见图 9-3。其作用机制与之前研究相同，通过抑制肺癌炎性微环境中的 TGF-β/Smad3/MMP-9 信号通路的传导来影响 NSCLC 的转移，消岩汤组白细胞介素-6、P-Smad3、MMP-9 蛋白的表达均有明显的降低；TGF-β、肿瘤坏死因子 α（TNF-α）、MMP-2、MMP-9 基因表达也明显降低，本实验进一步解释了临床应用消岩汤治疗非小细胞肺癌患者的疗效。

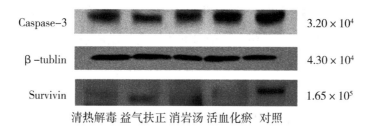

Caspase-3	3.20×10^4
β -tublin	4.30×10^4
Survivin	1.65×10^5

清热解毒　益气扶正　消岩汤　活血化瘀　对照

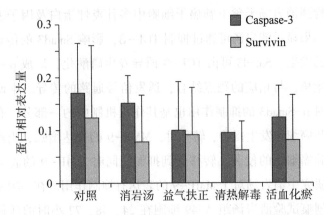

图 9-3　各组中药对 A549 细胞 Survivin 和 Caspase-3 蛋白表达的影响

三、拆方研究

消岩汤是在"解毒祛瘀、扶正抗癌"的基础融入了现代药理的成分研制出的中药制剂，其多成分、多靶点、多途径的协同作用在临床上发挥了多种抗肿瘤活性。为明确消岩汤的抗肿瘤组方成分，研究团队将消岩汤按照功效进行拆方，分为清热解毒组（夏枯草、生牡蛎、白花蛇舌草）、活血化瘀组（姜黄、郁金）、益气扶正组（黄芪、太子参）。黄芪、太子参共为君药，滋阴益气、扶正抗癌；夏枯草、生牡蛎、白花蛇舌草配合使用，清热解毒、软坚散结，共为臣药；姜黄、郁金共奏行气散结、活血祛瘀之功；诸药合用，共奏益气滋阴、活血祛瘀、清热解毒、扶正驱邪之功。夏枯草和白花蛇舌草治疗非小细胞肺癌的关键靶点包括 AKT1、IL-6、VEGFA、CASP3、EGFR 等，原因是二者均包含化合物槲皮素、β-谷甾醇和豆甾醇。槲皮素可显著降低 STAT3 和 p-STAT3 的表达，通过抑制 STAT3 信号通路，进而抑制肺癌 A549 细胞的迁移和侵袭能力。β-

谷甾醇不仅能促使肿瘤细胞发生细胞周期阻滞，亦能诱导细胞程序性死亡。豆甾醇及其 11 个衍生物都表现出一定的抗肿瘤特异性，即它们对这些肿瘤细胞的抑制效果不是由其细胞毒性所致的。研究团队的结果表明，消岩汤拆方配伍对人肺腺癌 A549 细胞的生长有明显的抑制作用。消岩汤全方组当浓度达到 50g/L 时达到最大抑制率 85.60%；活血化瘀组药物浓度达到 90g/L 时达到最大抑制率 83.28%；清热解毒组药物浓度达到 70g/L 时达到最大抑制率 81.54%；益气扶正组药物浓度达到 80g/L 时达到最大抑制率 84.16%。提示消岩汤剂拆方配伍对人肺腺癌 A549 细胞的生长有明显的抑制作用，详见表 9-4。相对其他拆方组，清热解毒组起效最快，抑制曲线与消岩汤全方组趋势最接近，提示清热解毒组中药为全方体外抑抗肿瘤作用的重要组分，并且各组药物均表现出对人肺腺癌 A549 呈正剂量相关的抑制作用。

表 9-4　各组药物体外对 A549 细胞生长的抑制率（%）

组别	不同药物浓度下细胞生长抑制率				
	0g/L	10g/L	20g/L	30g/L	40g/L
消岩汤组	0	20.094 157 93	84.784 934 73	85.662 315 43	85.491 119 2
清热解毒组	0	43.164 087 48	81.711 216 27	79.626 550 71	80.240 439 95
活血化瘀组	0	17.698 259 19	32.757 667 86	57.529 704 34	69.439 071 57
益气扶正组	0	11.753 149 20	17.698 259 19	21.645 672 02	32.757 667 86
对照组	0	0	0	0	0

组别	不同药物浓度下细胞生长抑制率				
	50g/L	60g/L	70g/L	80g/L	90g/L
消岩汤组	85.598 116 84	85.063 128 61	84.506 740 85	84.538 840 15	84.356 944 15
清热解毒组	80.905 486 64	80.675 278 17	81.544 954 60	79.946 284 69	78.705 716 84
活血化瘀组	80.445 795 34	82.467 532 47	81.445 150 59	81.845 813 76	83.282 674 77
益气扶正组	57.529 704 34	69.439 071 57	78.331 214 61	84.155 784 12	84.020 956 12
对照组	0	0	0	0	0

四、联合治疗增效减毒

中医药作为补充与替代医学的重要组成部分，经过数千年的发展，形成了自己独特的理论体系和诊疗体系。研究表明，中医药作为西医治疗的辅助手段，不仅能够预防肿瘤发生，使肿瘤缩小或稳定，减少肿瘤复发和转移，还能保护患者免受并发症的困扰，增加机体对常规治疗的敏感性，减少副作用，提高患者生活质量，延长生存期。研究团队前期临床研究显示消岩汤在减轻气虚毒瘀型非小细胞肺癌化疗毒副反应方面具有良好临床疗效，为对其机制进行探讨，设计了大量体内外实验，试从细胞及动物两方面阐述其机理。

（一）改善骨髓抑制

化疗是晚期恶性肿瘤患者抗肿瘤治疗的标准手段，骨髓抑制是化疗常见的毒副反应，常引起被动减量或停药，因此骨髓抑制被认为是化疗成功与否的关键。中医学认为，化疗所致骨髓抑制是恶性肿瘤在人体虚损的基础上再外加化疗药物带来的"毒邪"侵犯，故更耗伤人体正气，导致脏腑亏虚、气血两虚。以黜浊培本法为原则的消岩汤，其中黄芪、太子参、夏枯草、生牡蛎、白花蛇舌草、姜黄、郁金、蜂房等组成可以益气扶正，解毒祛瘀。近年来随着中医药防治化疗后骨髓抑制的研究逐渐受到重视，中医药拮抗化疗后骨髓抑制的实验研究也在不断深入。研究团队通过荷瘤动物实验，从外周血血细胞比例、免疫细胞亚型及细胞因子相关指标等方面研究消岩汤对环磷酰胺引起的骨髓抑制的影响，结果表明，与对照组相比，消岩汤组、联用组 $CD3^+CD8^+T$、$CD4^+CD8^+T$ 明显提高，消岩汤组和联用组显著升高小鼠血清中 IL-3、IL-6、EPO、GM-CSF 水平，促进骨髓细胞从 G0/G1 期向 S、G2/M 期转化，缓解化疗导致的成纤维细胞集落生成单位形成减少，上调抗凋亡基因 Bcl-2 mRNA 的表达。这说明消岩汤能改善化疗后骨髓抑制小鼠的外周血象，以及 T 细胞亚群的免疫功能，改善化疗后骨髓抑制程度，且化疗前 7 天应用疗效更佳。

（二）改善免疫功能

肿瘤能够通过多种机制诱导免疫抑制细胞的产生，这是造成肿瘤免疫逃逸及肿瘤免疫治疗失败的主要原因。近年来，肿瘤免疫疗法取得了重大进展，然而，单独使用免疫检查点抑制剂 PD-1/PD-L1 抗体治疗肺癌反应率仅有 15%~40%。同时，多数患者初步反应后出现肿瘤复发，产生获得性耐药。中医药在调节机体免疫功能方面具有增敏的作用，消岩汤清热解毒组中的夏枯草、生牡蛎、白花蛇舌草可显著增强肺癌对 PD-1 抗体的敏感性，提高 $CD8^+$ 和 $CD4^+T$ 细胞诱导的肿瘤细胞浸润，抑制 Treg 细胞，促进 T 细胞激活。另外，消岩汤还可以通过降低髓源性抑制细胞（MDSCs）的数量，有效防止肿瘤细胞的免疫逃逸。研究团队通过检测 Lewis 肺癌小鼠的脾脏

MDSCs、NKT 细胞的含量以及小鼠血液中细胞因子 VEGF、TGF-β、IL-6 的表达情况后发现，消岩汤联合化疗可以抑制 Lewis 肺癌小鼠瘤体生长，降低小鼠脾脏指数，消岩汤及环磷酰胺均可降低荷瘤小鼠脾脏的 MDSC 含量，且二者联合应用具有协同作用。消岩汤可以升高荷瘤小鼠脾脏 NKT 细胞含量，抑制 Lewis 肺癌小鼠外周血中 IL-6、TGF-β、VEGF 表达。以上内容提示消岩汤改善免疫功能主要体现在提高 CD8$^+$和 CD4$^+$T 细胞的浸润，降低 MDSCs 细胞数量，机制可能与升高 NKT 细胞含量，减少 TGF-β、VEGF、IL-6 表达，启动 JAK2/STAT3 通路有关，详见表 9-5、图 9-4。

表 9-5 各实验组脾脏指数及抑瘤率的比较（$\bar{x}\pm s$）

| 组别 | 动物数量（只） | | 脾脏指数 | 抑瘤率 |
	始	末	（g/kg）	（%）
空白组	6	6	4.16±0.28	—
荷瘤组	6	6	2.39±0.28	—
消岩汤组	6	6	5.65±0.58	20.3
环磷酰胺组	6	6	4.04±0.31*	49.7
联合用药组	6	6	4.20±0.46*#△	56.7

注：经 One-Way ANOVA 分析，$P=0.000<0.05$；*$P<0.05$ 与荷瘤对照组，#$P<0.05$ 与消岩汤组，△$P<0.05$ 与环磷酰胺组。

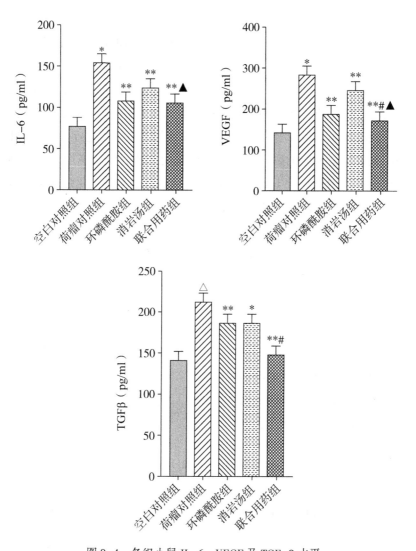

图 9-4　各组小鼠 IL-6、VEGF 及 TGF-β 水平

（三）改善消化道反应

胃肠道副反应包括食欲不振、腹泻、恶心和呕吐，是癌症患者

放化疗后最常见的症状。中医学认为，化疗药药性较烈，往往会损伤脾胃，使脾胃运化不畅，气血生化不足，从而加剧人体正气亏虚，在脾胃上表现为脾胃气虚，气机不畅，痰瘀互结。研究团队建立Lewis肺癌小鼠模型，分为空白对照组，荷瘤空白对照组，顺铂组，提前7天运用消岩汤加顺铂组，提前3天运用消岩汤加顺铂组，消岩汤同时加顺铂组6组来观察不同时段服用消岩汤与化疗对Lewis肺癌小鼠胃肠道反应的影响。试验结果表明，消岩汤的使用使小鼠脑组织中的5-HT含量以及DA含量显著减低，并且其中化疗前7天应用消岩汤效果最佳。因此认为消岩汤改善化疗引起的胃肠道反应可能的机制为阻断5-HT及DA受体，详见表9-6。

表9-6　小鼠脑组织5-HT、DA含量变化情况（$\bar{x}\pm s$）

组别	例数	脑重（g）	5-HT（μg/g）	DA（μg/g）
空白对照组	10	0.28±0.34	1.96±0.36▽▼	1.30±0.17▽▼
荷瘤空白对照组	10	0.32±0.31	1.99±0.16▽▼▼	1.40±0.17▽▼
顺铂组	10	0.29±0.42	2.51±0.18	1.83±0.28
提前7d运用消岩汤加顺铂组	10	0.32±0.41	2.03±0.27▽▼	1.41±0.16▽▼▼
提前3d运用消岩汤加顺铂组	10	0.31±0.23	2.10±0.24▽	1.51±0.20▽△
消岩汤同时加顺铂组	10	0.31±0.18	2.28±0.26▽▽	1.62±0.22▽▽
F值		1.269	6.903	10.712
P值		0.294	0.000	0.000

注：与顺铂组比较，▽$P<0.01$，▽▽$P<0.05$；与消岩汤同时加顺铂组比较，▼$P<0.01$，▼▼$P<0.05$；与空白对照组比较，△$P<0.05$。

（四）缓解肿瘤恶病质

肿瘤恶病质是指由于肿瘤进展而出现的体重下降、厌食及多脏器衰竭三联征，在晚期患者中发病率可高达 60%~80%。恶病质使许多抗肿瘤治疗无法进行，免疫功能低下易造成感染，合并多脏器衰竭，成为晚期肺癌患者死亡的主要原因，约占 50%。研究团队曾在动物实验中观察消岩汤对肺癌恶病质小鼠一般状况、食欲及肿瘤生长的影响，并进一步明确消岩汤治疗肺癌恶病质的可能作用机制。试验将 40 只小鼠分为健康组、Lewis 肺癌小鼠组、Lewis 肺癌小鼠消岩汤组、Lewis 肺癌小鼠醋酸甲地孕酮组，连续给药 12 天后，测定血清瘦素水平及瘤组织中 P53 分子表达及 C-myc 蛋白表达。结果显示，除健康组外，消岩汤组、孕酮组小鼠反应性及体毛较肺癌组明显改善，进食量明显增加，其中消岩汤组进食量多于孕酮组。给药 12 天后，消岩汤组、孕酮组瘤重明显较肺癌组轻，消岩汤组瘤重低于孕酮组。另一项大鼠动物模型试验也证实，消岩汤可升高血清中瘦素水平；降低下丘脑中的瘦素受体水平，其机制可能与通过升高下丘脑中的 NPY 水平，降低 POMC 水平有关，从而达到促进食欲，增加摄食，从外周和中枢两条途径改善恶病质状态的目的。另外，恶病质患者骨骼肌蛋白大量消耗使体重下降，会导致体质虚弱，活动无力，器官功能下降，呼吸肌功能丧失，是导致肿瘤患者高病死率和生存期缩短的重要因素。研究团队通过测定恶病质模型大鼠腓肠肌重量、血清肿瘤坏死因子 α（TNF-α）、白细胞介素 6（IL-6）含量及肌肉萎缩盒 F 基因（MAFbx）和肌肉环状指基因 1（MURF-1）mRNA 表达以明确消岩汤对肉蛋白质降解的影响，详见表 9-7。结果显示，消岩汤可能通过减少炎症细胞因子 TNF-α、IL-6 产生，抑制 MAFbx 和 MURF-1 基因表达，改善肺癌恶病质肌肉蛋白质降解，从而改善肺癌恶病质状态。

表 9-7　各组小鼠腓肠肌重量、血清炎症细胞因子水平（x̄±s）

组别	鼠数	腓肠肌重量（g）	TNF-α（pg/L）	IL-6（pg/L）	MAFbx mRNA	MURF4 mRNA
健康组	10	0.15±0.01	25.94±6.60	23.72±0.96	1.65±0.47	1.21±1.67
模型组	8	0.12±0.12**	45.78±9.25**	36.20±0.63**	2.23±1.38*	2.52±0.83**
消岩汤组	9	0.13±0.06**	29.84±5.11△△	25.61±1.22△	1.82±0.35△△	1.37±1.02△△
醋酸甲地孕酮组	10	0.12±0.01**△△	36.42±1.71**△▲	30.16±0.23**△▲	2.19±0.20*▲	2.57±0.98**▲▲

注：TNF-α，肿瘤坏死因子 α；IL-6，白细胞介素 6；MAFbx，肌肉萎缩盒 F 基因；MURF-1，肌肉环状指基因 1；与健康组比较，*$P<0.05$，**$P<0.01$；与模型组比较，△$P<0.05$，△△$P<0.01$；与消岩汤组比较，▲$P<0.05$，▲▲$P<0.01$。

（五）逆转耐药

消岩汤在抗肿瘤的疗效上展现出卓越的潜力，同时相关基础研究显示其在克服肺癌化疗耐药方面也凸显出一定的优势。现代药理学证明，方中单药有不同程度的逆转多药耐药作用。黄芪的有效成分黄芪多糖能够逆转 H22/ADM 细胞株的耐药，其机制是降低了 P-gp 的外排功能，下调了 MDR1 mRNA 和 P-gp 的表达。姜黄素对人肺腺癌 A549/DDP 细胞增殖具有抑制作用，人参皂苷单体钙离子通道拮抗剂，进而逆转肿瘤耐药。前期的细胞学研究拟以耐顺铂人肺腺癌细胞系 A549/DDP 及其亲代细胞系 A549 为研究对象，分析消岩汤含药血清对化疗药物多药耐药的逆转作用。实验结果表明，消岩汤对 A549 及 A549/DDP 均有较强的杀伤作用，并辅助 DDP 一同杀伤肺癌敏感细胞和耐药细胞，是逆转耐药的好帮手。其机制与抑制 Beclin1 表达，影响 Beclin1-YAP1 分子信号通路，降低 A549/DDP 细胞株多重耐药蛋白（MDR1）、多药耐药性蛋白转运体 P-糖蛋白（P-gp）、A549/DDP 细胞多药耐药相关蛋白 1（MRP1）及肺耐药相关蛋白（LRP）的表达有关。随后的动物实验也证明，消岩汤对顺铂诱导的 A549/DDP 耐药细胞的凋亡具有显著的增强作用，在一定范围内，此种增强作用与消岩汤的浓度呈正比。近期我们分别从蛋白层面和基因层面分别分析了这种逆转耐药机制，蛋白层面上，消岩汤通过抑制细胞膜上 P-gp 蛋白组织对化疗药物的外排和抑制 LRP 及其基因的表达与转录，增强了以细胞核为靶点的化疗药物进入核内，从而达到有效的药物浓度而成功逆转肺癌的耐药。另外，消岩汤可抑制耐药细胞 Beclin1 的表达，被消岩汤处理过的 A549/DDP 中发现高迁移率族蛋白 B-1（HMGB1）和 Beclin1 表达均下降，导致自噬无法启动，这就增加了顺铂损伤肿瘤细胞的作用，进而逆转细胞耐药。基因层面上，消岩汤逆转肺癌耐药的可能机制为通过抑制细胞膜上 P-糖蛋白（P-glycoprotein，P-gp）基因的表达而阻止细胞对顺铂的输出，且经不同浓度消岩汤含药血清作用后，A549/DDP 细胞中多耐药基因 1（multidrug resistance gene 1，MDR1）基因水平均有所下降，且随着药物浓度的增加，基因表达抑制作用越明显。在动物实验中研究团队也证实，对于小鼠移植瘤模型中，高表达 Beclin1 组和高表达 YAP1 组瘤体大于对照组，而低表达 Beclin1 组和低表达 YAP1 组瘤体小于对照组。结论：消岩汤不仅可以通过 Beclin1 直接影响 YAP1 表达，还可以通过 YAP1-TAZ 通路影响 Beclin1 表达。消岩汤可能通过干预 Beclin1-YAP1 环路逆转肺癌顺铂耐药，详见图 9-5。

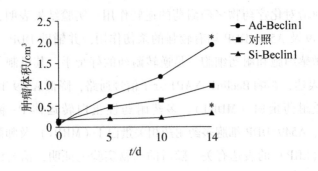

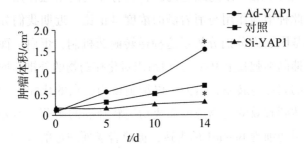

图 9-5 消岩汤联合顺铂对移植瘤小鼠肿瘤体积的影响

　　中医药作为一种补充和替代疗法，在肺癌的治疗上具有显著优势。贾英杰教授历经数十年的沉淀、积累、总结，不断丰富学术思想，搭建完善了本病的中医学术理论体系，总结其病机为"正气内虚、瘀毒并存"，提出"黜浊培本"的中医治疗理论，并拟定消岩汤，验之临床，疗效确切。基础试验研究证实消岩汤可促进癌细胞凋亡，抑制癌细胞增殖、转移，通过相关通路重塑肺癌免疫微环境，改善恶病质状态，辅助化疗等减毒增效，并且逆转耐药。本文从不同的角度探索其发挥作用的机制，证明此法此汤是肺癌患者良好的临床用药，值得进一步推广应用。

（孔凡铭　王超然）

附 录

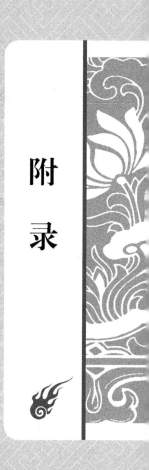

附录一　肺癌相关学术论文集锦

一、学术经验类

（一）《贾英杰从三焦"黜浊培本"辨治肺癌经验》

【摘要】贾英杰教授根据多年临床经验指出肺癌发病是在正气内虚的基础上，加之外邪长期侵袭，肺气宣发肃降失衡，人体三焦气机紊乱，导致"浊邪"内积，久蕴不解，痰、瘀、毒邪相互胶着，化生为"癌浊"所致。贾英杰教授认为三焦功能失司是肺癌发生发展的关键环节，故而肺癌治疗重在疏利三焦气机，以利癌浊宣散，倡导以"黜浊培本"为治则，即强调黜浊与培本结合，权衡正邪轻重，明辨虚实，分治三焦，既要截断"浊邪"之来路，又当给"浊邪"以出路，尤其在中晚期肺癌的治疗中，见效显著。

【出处】第一作者：吴敏；期刊：中华中医药杂志；年份：2023年2月

（二）《贾英杰教授治疗肺癌癌性发热的临床经验》

【摘要】贾英杰教授在肺癌癌性发热的临床诊疗中认为，在肺癌终末期，由于正气亏虚，热毒内蕴导致阴液耗伤，常常并发癌性发热，并从中焦出发论治正虚、热毒是肺癌癌性发热发病机制，总结清热养阴为治疗大法，在治疗的同时注重顾护脾胃，标本兼顾，留意患者大便情况，临床效果较为显著。文章详细介绍了贾英杰教授治疗肺癌癌性发热思路，以飨同道。

【出处】第一作者：张畅；期刊：天津中医药杂志；年份：2022年5月

（三）《浅析贾英杰教授运用"升降学说"治疗肺癌经验》

【摘要】肺癌是目前严重威胁人类生命及影响生活质量的恶性肿瘤之一，肺癌常规治疗虽然一定情况下可延长患者生存时间，但存在较大毒副作用，严重影响患者的生活质量，且并未明显减少病死率。中医药凭借其稳定瘤灶，减轻放化疗及靶向治疗毒副作用，延长带瘤生存时间、改善临床症状、增强机体免疫功能、提高生活质量等优势成为肺癌治疗的重要组成部分。贾英杰教授认为，肺癌的基本病机是正气内虚，痰、毒、瘀三者并存，并重视升降学说在肺癌治疗中的应用，使用药攻伐和缓有度，则可扶正不留邪，祛邪不伤正，达到"以平为期"的状态。

【出处】第一作者：刘筱迪；期刊：天津中医药杂志；年份：2021年9月

（四）《贾英杰从正虚毒瘀论治肺癌方药挖掘》

【摘要】目的：基于中医传承辅助平台（TCMISSV2.5）探讨贾英杰教授治疗肺癌的中医用药经验。方法：选择天津医药大学第一附属医院2018年7月至2019年12月贾英杰教授门诊治疗的肺癌病例，筛选处方，建立数据库。结果：筛选出218首处方药物，涉及常用药物 160 味、使用频次 ≥20 的药物 47 味。贾英杰教授治疗肺癌的基本方是鸡内金、瓜蒌、姜黄、猫爪草、川芎、黄芪、白花蛇舌草、枳壳、郁金、浙贝母。药性以寒、温、平为主，药味以苦、甘、辛为主，归经以肺、脾、肝为主；通过关联规则分析得到高频组合 44 个。结论：贾英杰教授治疗肺癌常用扶正、解毒、祛瘀之品，随证加减理气化痰与软坚散结药，体现其"黜浊培本"的学术思想。

【出处】第一作者：谢红霞；期刊：中医肿瘤学杂志；年份：2021 年 3 月

（五）《贾英杰教授运用"扶正解毒祛瘀法"在非小细胞肺癌维持期的治疗经验》

【摘要】贾英杰教授认为，非小细胞肺癌维持期以"正气亏虚，毒瘀并存"为基本病机，治疗时擅用"扶正解毒祛瘀法"为基本治疗思路，黜浊培本，时时关注祛邪与扶正的关系，并重视调畅三焦气机，谨守病机，四诊合参，动态辨治，充分体现中医药在非小细胞肺癌维持期的治疗优势。

【出处】第一作者：朱津丽；期刊：天津中医药杂志；年份：2019 年 8 月

（六）《浅析贾英杰"尤重调理脾胃之法"治疗肺癌围治疗期的特色经验》

【摘要】肺癌的发病率与病死率居高不下，是当前在全世界范围内威胁人类生命和影响生活质量最严重的恶性肿瘤之一。西医目前主要的治疗方式有手术、放疗、化疗、分子靶向治疗、免疫治疗等，尽管治疗的方式在继续更新，但是患者预后仍旧不太理想，生存率没有明显的改善。中医药治疗可以延长肺癌晚期患者的生存期，改善患者生活质量，与化疗、放疗等联合应用具有增效减毒作用，且在综合治疗方案中扮演着重要角色。贾师强调"内伤脾胃，百病由生"，认为肺癌发病的根本因素为脾胃虚弱。贾师认为治取中焦为治疗肺癌的核心，尤重调理脾胃之法，并贯穿始末。

【出处】第一作者：李小江；期刊：中华中医药杂志；年份：2018 年 12 月

（七）《贾英杰疏利三焦法辨治肺癌经验》

【摘要】总结肿瘤名家贾英杰教授治疗肺癌的临证经验。贾英杰教授认为三焦气机失调是癌毒形成的根源，治疗应疏利三焦、畅达气机，并酌情选用涤痰、护胃、气化三焦之品。

【出处】第一作者：王潇；期刊：上海中医药杂志；年份：2018 年 2 月

（八）《贾英杰教授肺癌咳嗽辨治观》

【摘要】贾英杰教授将肺癌咳嗽的基本病机概括为"气机阻滞，肺失宣降"，认为有形实邪（肿块）或病理产物"痰、毒、瘀"于胸中积聚，壅遏肺气，气之壅塞不通，滞留不畅，则气机阻滞，肺气上逆成咳；又因肺居上焦，为五脏六腑之华盖，癌毒扰肺，肺脏失司，正气内虚，则肃降无力，肺气上逆，故而成咳。治疗当以"气阻"为重点，结合辨治节点，以动态辨治思维，针对可逆性因素"痰、毒、瘀、虚"，将宽胸降气、涤痰散结作为主要治法，并注重祛邪与扶正相结合。

【出处】第一作者：李昀黛；期刊：吉林中医药杂志；年份：

2018 年 1 月

二、临床研究类

（一）《消岩汤姑息治疗中晚期非小细胞肺癌的回顾性临床研究》

【摘要】目的：观察消岩汤姑息治疗中晚期非小细胞肺癌（non-small cell lung cancer，NSCLC）的临床疗效。方法：采用回顾性临床研究方法，收集Ⅲb～Ⅳ期 NSCLC 患者 127 例，其中治疗组 73 例，采用了消岩汤加减联合姑息治疗；对照组 54 例，采用单纯姑息治疗。比较两组治疗后无进展生存期（progression free survival，PFS）和总生存期（overall survival，OS）及临床疗效，并对两组治疗前后卡氏评分（Karnofsky performance status，KPS）、免疫功能指标进行疗效评价和对比分析。结论：消岩汤联合姑息治疗可显著延长中晚期 NSCLC 患者 PFS，改善患者临床症状，提高患者免疫功能，且安全性良好。

【出处】第一作者：陈倩倩；期刊：中草药杂志；年份：2024 年 3 月

（二）《Maintenance anlotinib improves the survival prognosis of extensive-stage small cell lung cancer：a single-arm，prospective，phase Ⅱ study》（《安罗替尼维持治疗可改善广泛期小细胞肺癌的生存预后：一项单臂、前瞻性、Ⅱ期研究》）

【摘要】安罗替尼在多大程度上在广泛期小细胞肺癌（ES-SCLC）的维持治疗中提供生存获益尚不清楚。因此，本研究旨在评估安罗替尼单药治疗作为 ES-SCLC 患者诱导化疗后维持治疗的疗效和安全性。2022 年 2 月至 2022 年 10 月，在天津中医药大学第一附属医院登记的 27 例 ES-SCLC 患者接受筛查，其中 3 例不符合条件。一线化疗后状态稳定的合格患者随后将接受口服安罗替尼（12mg，口服，第 1 天到第 14 天，每天 1 次，每 21 天为 1 周期）。维持方法一直持续到疾病进展或发生无法控制的毒性。主要终点是中位无进展生存期（mPFS）。第二个终点包括中位缓解持续时间（mDOR）、中位总生存期（mOS）和安全性。mPFS 和 mDOR 已确定（mPFS：252 天，95% CI：217.782～286.218 天；mDOR：126 天，95% CI：98.899～153.101 天）。未达到 mOS；只有 7 名患者被覆盖，而 20 名患者幸存下来。主要治疗相关不良事件包括高血压（n = 7，25.9%）、疲劳（n=5，18.5%）、食欲不振（n=5，18.5%）等。值得注意的是，由于不良事件的严重程度较低，没有患者减少剂量。患者通常能够耐受安罗替尼治疗，并表现出良好的预后。安罗替尼在 ES-SCLC 的维持治疗中取得了前瞻性疗效和可控安全性。

【出处】第一作者：孔凡铭；期刊：American Journal of Cancer Research；年份：2023 年 8 月

（三）《益气养阴病证结合辨治肺癌表皮生长因子受体酪氨酸激酶抑制剂靶向治疗相关症状群的随机对照双盲临床研究》

【摘要】目的：观察益气养阴病证结合辨治晚期肺腺癌表皮生长因子受体酪氨酸激酶抑制剂（EGFR-TKI）靶向治疗相关症状群的影响。方法：采用多中心、随机对照、双盲试验设计，收集拟接受 EGFR-TKI 靶向治疗的晚期肺腺癌患者 451 例，随机分为两组，最后纳入分析病例 354 例，试验组（中药+EGFR-TKI）185 例和对照组（安慰剂+EGFR-TKI）169 例。观察治疗前后中医证候总分、各症状评分及不良反应发生率。结论：益气养阴病证结合诊疗方案可改善肺腺癌 EGFR-TKI 靶向治疗相关症状群，减少 EGFR-TKI 不良反应的发生。

【出处】第一作者：姚嘉麟；期刊：中华中医药杂志；年份：2023 年 5 月

（四）《7 种常用口服中成药辅助治疗晚期非小细胞肺癌患者的回顾性研究》

【摘要】目的：评估 7 种常用口服中成药在辅助治疗晚期非小细胞肺癌（non-small cell lung cancer，NSCLC）中的疗效及预后相关因素。方法：采用回顾性队列研究，收集 2019 年 1 月 1 日~2020 年 12 月 31 日于天津中医药大学第一附属医院肿瘤科门诊及住院治疗的晚期 NSCLC 患者 150 例，以 7 种常用中成药（紫龙金片、回生口服液、康莱特软胶囊、参一胶囊、威麦宁胶囊、复方蒌葜颗粒、槐耳颗粒）暴露情况作为分组因素，分为暴露组（73 例）与非暴露组（77 例）。主要研究指标为无进展生存期（progression free survival，PFS），次要研究指标为总生存期（overall survival，OS）。对 150 例患者进行单因素 Kaplan-Meier 分析，明确各单因素对Ⅲb~Ⅳ期 NSCLC 患者 PFS 的影响。并比较 7 种常用中成药辅助治疗晚期 NSCLC 的疗效分析其预后相关因素。结论：7 种常用抗肿瘤中成药在辅助治疗晚期 NSCLC 中的疗效确切，其中紫龙金片 mPFS 最长。女性、腺癌、Ⅲb~Ⅳ期、既往接受靶向治疗、伴随化疗的患者中成药获益更加明显。

【出处】第一作者：赵林林；期刊：中草药杂志；年份：2022 年 8 月

（五）《消岩颗粒联合低分子肝素钠改善气虚血瘀型晚期非小细胞肺癌患者血液高凝状态的临床观察》

【摘要】目的：观察消岩颗粒联合低分子肝素钠对气虚血瘀型晚期非小细胞肺癌患者血液高凝状态的临床疗效。方法：收集 2017 年 7 月~2019 年 9 月 60 例符合纳入标准的晚期气虚血瘀型非小细胞肺癌合并血液高凝状态患者，采取统计学随机分组方法分为治疗组与对照组，治疗组（消岩颗粒联合低分子肝素钠治疗）30 例，对照组（低分子肝素钠治疗）30 例。两组患者均采用抗凝治疗，即皮下注射低分子肝素钠 5000U（每日 1 次），治疗组加用天津中医药大学第一附属医院院内制剂消岩颗粒（口服，每日两次），连续服用 14d，观察周期 21d 为 1 个疗程，共观察 2 个疗程。观察两组治疗周期前后血清学 D-二聚体定量、凝血指标［凝血酶原时间（PT）、活化部分凝血活酶时间（APTT）、纤维蛋白原（FIB）］、血小板（PLT）数量、中性粒-淋巴细胞比值（NLR）、中医症状积分、生活质量评分，以及血常规、肝肾功能等安全性指标，所得数据采用 SPSS 19.0 统计软件进行统计学分析并记录。结论：消岩颗粒联合低分子肝素钠可显著改善气虚血瘀型晚期非小细胞肺癌合并血液高凝状态患者的血液高凝状态，提高其生活质量，安全性较好。

【出处】第一作者：杜梦楠；期刊：天津中医药杂志；年份：2021 年 8 月

（六）《Combination of Brachytherapy with Iodine-125 Seeds and Systemic Chemotherapy versus Systemic Chemotherapy Alone for Synchronous Extracranial Oligometastatic Non-Small Cell Lung Cancer》（《近距离放射治疗联合碘-125 粒子和全身化

疗与单独全身化疗治疗颅外寡转移性非小细胞肺癌的比较》)

【摘要】背景：部分同步寡转移性非小细胞肺癌（NSCLC）患者生存率低，目前尚无标准治疗方法，对医生提出了巨大挑战。本研究旨在评估和比较近距离放射治疗联合碘-125 粒子和全身化疗与单独全身化疗治疗颅外寡转移性 NSCLC 的疗效和安全性。

材料和方法：在 2014 年 3 月 1 日至 2018 年 3 月 30 日期间对病例数据库进行系统回顾性审查后，获得了 69 例非小细胞肺癌颅外寡转移性 NSCLC 患者的数据。其中，32 例患者接受碘-125 粒子联合全身化疗的近距离放射治疗（A 组），其余 37 例患者仅接受化疗（B 组）。主要终点为总生存期（OS），次要终点包括无进展生存期（PFS）、客观缓解率（ORR）和并发症。

结果：两组间人口统计学和临床特征差异无统计学意义（均 $P>0.05$）。A 组的总体 3 个月 ORR 显著高于 B 组（65.6% vs 37.8%，$P=0.030$）。中位随访时间为 23 个月，A 组和 B 组的 PFS 和 OS 分别为 11.6 个月（95%CI：7.0~16.2 个月）、6.3 个月（95%CI：3.4~9.2 个月）、17.6 个月（95%CI：13.9~21.3 个月）和 11.2 个月（95%CI：7.7~14.7 个月）（$P=0.042$）。此外，在 Cox 回归分析中，局部近距离放射治疗是 PFS（HR = 0.416，95%CI：0.246~0.702，$P=0.001$）和 OS（HR = 0.375，95%CI：0.216~0.653，$P=0.001$）的独立预后因素。两组均未观察到严重并发症。

结论：近距离放射治疗联合碘-125 粒子联合全身化疗治疗颅外寡转移性 NSCLC 优于单独化疗。

【出处】第一作者：李虎子；期刊：Cancer Management and Research；年份：2020 年 9 月

（七）《消岩汤联合对症维持治疗晚期非小细胞肺癌的回顾性研究》

【摘要】目的：通过回顾性研究，探讨消岩汤维持治疗晚期非小细胞肺癌（non-small cell lung cance，NSCLC）的疗效。方法：收集2013年1月1日～2017年12月30日期间于天津中医药大学第一附属医院治疗的晚期NSCLC患者。根据当时采用的治疗手段，筛选到消岩汤加减方联合对症治疗组（治疗组）46例与对症治疗组（对照组）50例。对两组患者生存情况进行分析，比较两组患者Karnofsky（KPS）评分，分层分析探讨性别、年龄、吸烟史、饮酒史、组织学分级、化疗方案、病理类型、中医证型、脉管侵袭、软组织侵袭等因素与患者预后的相关性。结论：消岩汤加减方联合对症治疗维持治疗晚期NSCLC患者具有延长无进展生存期（PFS）、改善患者生存质量的效果，最佳受益人群为肺鳞癌、无脉管及软组织侵袭的痰热阻肺证患者。

【出处】第一作者：李小江；期刊：中草药；年份：2020年1月

（八）《消岩汤联合化疗对晚期非小细胞肺癌患者外周血VEGF的影响及其临床疗效》

【摘要】目的：观察消岩汤联合化疗对晚期非小细胞肺癌（NSCLC）患者外周血血管内皮生长因子（VEGF）的影响及其临床疗效。方法：将60例晚期NSCLC患者随机分两组：观察组（30例）予以GP方案化疗联合口服消岩汤治疗，对照组（30例）予以单纯化疗。两个化疗周期后，观察两组近期疗效、症状改善情况、生存质量的改善、血清VEGF含量变化以及毒副反应等指标。结论：消岩汤与化疗联合能减轻晚期 NSCLC 的临床症状，提高功能状态评分（KPS），稳定病灶，并可抑制患者 VEGF 的表达，减轻造血系统的毒副反应，提高患者生活质量。

【出处】第一作者：朱津丽；期刊：天津中医药杂志；年份：2020 年 1 月

(九)《注射用黄芪多糖联合 CIK 细胞治疗中晚期气虚型非小细胞肺癌的临床观察》

【摘要】目的：探究注射用黄芪多糖联合细胞因子诱导的杀伤细胞（cytokine-induced killer cells，CIK）治疗中晚期气虚型非小细胞肺癌的协同作用，并观察其安全性。方法：选择天津中医药大学第一附属医院 75 例经明确诊断为中晚期气虚型非小细胞肺癌住院患者，分为两组，对照组给予 CIK 细胞静脉回输（每次 100mL，每周一、三、五回输，共计 5 次，细胞总数>1×10^{10}/mL），联合治疗组加用注射用黄芪多糖（每天 250mg，静脉滴注至回输最后 1 天，共计 10 天），10 天为 1 个周期，间隔 1 个月后行第 2 周期治疗，共治疗两个周期。结论：注射用黄芪多糖联合 CIK 细胞治疗可控制中晚期非小细胞肺癌患者肿瘤病灶进展，提高患者免疫功能，改善气虚证症状，提高机体功能状态，且安全性良好。

【出处】第一作者：张莹；期刊：中草药杂志；年份：2018 年 4 月

(十)《阿帕替尼联合消岩汤治疗晚期非鳞非小细胞肺癌临床疗效观察》

【摘要】目的：研究观察甲磺酸阿帕替尼片联合消岩汤治疗晚期

非鳞非小细胞肺癌（non-small cell lung cancer，NSCLC）的临床疗效。方法：选取晚期非鳞 NSCLC 患者 38 例，随机分为阿帕替尼治疗组 18 例（A 组），阿帕替尼联合消岩汤加减方治疗组 20 例（B组），二组治疗期间均未行手术及放、化疗。结论：阿帕替尼联合消岩汤加减方治疗晚期非鳞 NSCLC 可改善患者临床症状，并降低不良反应的发生率。

【出处】第一作者：李小江；期刊：中国肿瘤临床杂志；年份：2017 年 7 月

（十一）《细胞因子诱导的杀伤性细胞联合消岩汤治疗放弃放化疗肺癌患者 60 例近期疗效观察》

【摘要】目的：观察细胞因子诱导的杀伤性细胞（CIK）联合消岩汤治疗放弃放化疗肺癌患者的近期疗效及安全性。方法：选择 60 例放弃放化疗的肺癌患者，采用 CIK 治疗 18 天。同时于患者采血 1 周前开始口服消岩汤，每日 1 剂，直到回输结束停药，共治疗 25 天。观察治疗后患者性别、年龄、病理、临床分期与疗效的关系，治疗前后抑郁、体力、睡眠、食欲的改善情况，比较治疗前后 D-二聚体、纤维蛋白原（Fb）、癌胚抗原（CEA）、细胞角质素 19 片段、丙氨酸氨基转移酶（ALT）、门冬氨酸氨基转移酶（AST）、γ-谷氨酰转移酶（GGT）、尿素（UREA）、肌酐（CREA）水平。结论：CIK 联合消岩汤治疗可提高放弃放化疗肺癌患者的生活质量、改善预后、保护肝肾功能，且无明显不良反应。

【出处】第一作者：李文涛；期刊：中医杂志；年份：2016 年 2 月

（十二）《Clinical efficacy of Camrelizumab combined with first-line chemotherapy in extensive-stage small-cell lung cancer》（《卡瑞珠单抗联合一线化疗治疗广泛期小细胞肺癌的临床疗效》）

【摘要】目的：探讨卡瑞珠单抗联合一线化疗治疗广泛期小细胞肺癌（ES-SCLC）患者的临床疗效。方法：回顾性分析 2020 年 1 月至 2023 年 1 月天津中医药大学第一附属医院 35 例接受卡瑞利珠单抗联合 EC 或 EP 方案治疗的 ES-SCLC 患者的临床资料。主要终点为无进展生存期（PFS），次要终点为 OS、ORR 和 DCR。采用 SPSS 25.0 软件进行统计分析、Kaplan-Meier 曲线和 Log-Rank 检验分析，绘制生存曲线。结果：35 例 SCLC 患者的中位 PFS 为 7.4 个月（95% CI，6.75～9.81 个月），中位 OS 为 12.5 个月（95% CI，11.71～16.90 个月）。ORR 和 DCR 分别为 65.7% 和 74.3%。不良事件（AEs）主要集中在 1～2 级，3 级及以上发生概率较低。反应性皮肤毛细血管内皮增生（RCCEP）最常见，其次是恶心呕吐和贫血。其他常见的不良事件包括甲状腺功能异常、中性粒细胞计数减少、皮疹和白细胞减少。结论：卡瑞利珠单抗联合一线化疗方案延长了 SCLC 患者的 OS 和 PFS，并在真实世界数据中显示出疗效和安全性。

【出处】：第一作者：张豆；期刊：Heliyon；年份：2024 年 5 月

（十三）《The clinical application of atorvastatin in patients with small-cell lung cancer with dyslipidemia》（《阿托伐他汀在血脂异常小细胞肺癌患者中的临床应用》）

【摘要】背景：各种实验研究表明，阿托伐他汀与抗癌药物具有累加作用，可损害肿瘤生长、延缓复发和延长肺癌患者生存时间。

然而，阿托伐他汀在治疗血脂异常的小细胞肺癌（SCLC）患者中是否有生存益处尚不清楚。因此，本研究旨在评估阿托伐他汀联合一线标准化疗治疗 SCLC 联合血脂异常的疗效和安全性。方法：回顾性分析 2018 年 10 月至 2022 年 10 月在天津中医药大学第一附属医院登记的 91 例符合条件的 SCLC 血脂异常患者。确诊血脂异常的 SCLC 患者被分配到治疗组接受阿托伐他汀加一线标准化疗（n＝45）或对照组接受化疗（n＝46），直到疾病进展或发生无法控制的毒性。收集并分析临床病理参数和生存数据。采用单因素和多因素分析研究 SCLC 的预后。中位无进展生存期（mPFS）为主要终点。次要终点是中位总生存期（mOS）和毒性。结果：在 91 例入组患者中，可以评估所有患者的疗效。研究结果显示，在一线标准化疗中加入阿托伐他汀可显著改善生存期（mPFS：7.4 vs 6.8 个月，$P=0.031$；mOS：14.7 vs 13.2 个月，$P=0.002$）。结论：阿托伐他汀加用一线标准化疗在 SCLC 联合血脂异常中取得了前瞻性疗效和可控安全性。

【出处】第一作者：孔凡铭；期刊：Journal of Cancer Research and Clinical Oncology；年份：2023 年 11 月

三、基础研究类

（一）《消岩汤干预 Beclin1-YAP1 环路逆转肺癌顺铂耐药研究》

【摘要】目的：探讨消岩汤逆转肺癌顺铂耐药的具体分子机制。方法：高表达 Beclin1 肺腺癌耐药（lung adenocarcinoma drug-resistant，A549/DDP）、低表达 Beclin1 A549/DDP、高表达 Yes 关联蛋白 1（Yes-associated protein 1，YAP1）A549/DDP 和低表达 YAP1 A549/DDP 细胞分别给予消岩汤和顺铂干预，采用 Transwell 和克隆

形成实验检测细胞侵袭和增殖；采用 Western blotting 检测 Beclin1、YAP1、P 糖蛋白（P-glycoprotein，P-gp）、肺耐药相关蛋白（lung resistance-related protein，LRP）、转录调节因子（transcriptionalcoactivatorwithPDZ-bindingmotif，TAZ）、磷酸化信号转导与转录激活因子 3（phosphorylated signal transducers and activators of transcription 3，p-STAT3）、哺乳动物雷帕霉素靶蛋白（mammalian target of rapamycin，m TOR）表达。BALB/c 小鼠 sc 高表达 Beclin1 A549/DDP、低表达 Beclin1 A549/DDP、高表达 YAP1 A549/DDP 和低表达 YAP1 A549/DDP 细胞建立移植瘤模型，消岩汤和瘤内注射顺铂治疗 14d，采用免疫组化检测肿瘤 Beclin1、YAP1、P-gp 和 LRP 蛋白表达。结论：消岩汤通过 Beclin1 直接影响 YAP1 表达，消岩汤又可通过 YAP1-TAZ 通路影响 Beclin1 表达，消岩汤可能通过干预 Beclin1-YAP1 环路逆转肺癌顺铂耐药。

【出处】第一作者：杨佩颖；期刊：中草药杂志；年份：2023 年 2 月

（二）《基于 HPLC-MS 的消岩汤在正常大鼠体内药动学研究》

【摘要】目的：研究消岩汤中的有效成分并分析其在正常大鼠体内的代谢情况，从而初步探究消岩汤中抗肿瘤有效成分及其代谢规律。方法：取 12 只雄性 Wistar 大鼠随机分为实验组及对照组，实验组灌胃消岩汤浓缩液，对照组灌胃单药黄芪（消岩汤中君药）浓缩液；给药后于不同时间点目眦取血 0.5mL，采用液质联用（LC-MS）技术测定大鼠体内不同时间点黄芪甲苷、咖啡酸的浓度，得血药浓度-时间数据，采用 DSA 2.0 软件计算血浆药动学参数。结论：消岩汤能够促进其抗肿瘤成分黄芪甲苷、咖啡酸的吸收代谢。

【出处】第一作者：牛小玉；期刊：中草药杂志；年份：2022年11月

(三)《基于网络药理学消岩汤中夏枯草与白花蛇舌草治疗非小细胞肺癌作用机制的研究》

【摘要】目的：运用网络药理学方法探讨消岩汤中夏枯草与白花蛇舌草治疗非小细胞肺癌的功效物质基础和作用机制。方法：运用中药系统药理学分析平台（traditional Chinese medicine systems pharmnacology，TCMSP）检索消岩汤中夏枯草与白花蛇舌草两味中药的活性化合物与作用靶点，通过 Online Mendelian Inheritance in Man（OMIM）、Genecards、PharmGkb 及治疗靶点数据库（therapeutic target database，TTD）疾病数据库查找非小细胞肺癌的相关靶点，绘制"药物-共同靶点-疾病"网络图，将夏枯草和白花蛇舌草两味中药和非小细胞肺癌的共同靶点，进行蛋白互作网络（protein-protein interaction network，PPI）分析，并进行基因本体（gene ontology，GO）与京都基因和基因组百科全书（Kyoto encyclopedia of genes and genomes，KEGG）富集分析。结论：阐明了消岩汤中夏枯草与白花蛇舌草是通过多成分、多靶点发挥对非小细胞肺癌的治疗作用，且作用机制与 HIF-1 信号通路以及对氧化应激反应相关通路有紧密联系，为消岩汤的临床应用和实验研究提供了科学依据。

【出处】第一作者：魏传宇；期刊：中医肿瘤学杂志；年份：2021年11月

(四)《Ring finger protein 180 is associated with biological behavior and prognosis in patients with non-small cell lung canc-

er》(《环指蛋白 180 与非小细胞肺癌患者的生物学行为和预后相关》)

【摘要】关于环指蛋白（RNF）180 在非小细胞肺癌（NSCLC）中作用的研究很少。本研究探讨了 RNF180 在 NSCLC 中的表达及其与 NSCLC 临床因素和预后的相关性。通过逆转录定量 PCR 和蛋白质印迹法检测 RNF180 的 mRNA 和蛋白表达水平。采用甲基化特异性 PCR（MSP）分析检测 RNF180 的甲基化。通过免疫组化分析 RNF180 的表达水平。与非肿瘤细胞系相比，RNF180 在 NSCLC 细胞系中的蛋白和 mRNA 表达水平较低。免疫组化显示 64 例患者 RNF180 阴性，而 MSP 检测分析显示 60 例患者表现出 RNF180 启动子甲基化。RNF180 的甲基化状态与 RNF180 的表达水平显著相关。在所有评估的因素中，logistic 回归分析表明，只有 T 期与 RNF180 表达显著相关。Cox 多因素分析表明，RNF180 表达是 NSCLC 患者总生存期的独立预测因子。RNF180 启动子中的甲基化被证明会降低其表达水平。综上所述，RNF180 低表达水平与不良生物学行为相关，因此 RNF180 表达水平可作为预测 NSCLC 患者预后的临床标志物。

【出处】第一作者：刘宏根；期刊：Oncology Letters；年份：2020 年 10 月

（五）《消岩汤对 Lewis 肺癌小鼠的抑瘤作用及对髓源性抑制细胞的影响》

【摘要】目的：观察消岩汤对 Lewis 肺癌小鼠肿瘤生长的抑制作用及对髓源性抑制细胞（MDSCs）的影响。方法：选取 C57BL/6 小鼠建立 Lewis 肺癌小鼠模型。成模小鼠随机分为模型组、环磷酰胺（CTX）组、消岩汤组、联合组，每组 6 只。另取正常小鼠 6 只为空白组。空白组、模型组：每日灌胃 0.2mL 生理盐水；消岩汤组：每日予消岩汤灌胃 2 次，每次 0.2mL（28.77g/mL）；环磷酰胺组：每日腹腔注射 CTX 0.2mL（6mg/mL）；联合组：在消岩汤组基础上腹腔注射 CTX 0.2mL（6mg/mL）。7d 后处死小鼠，称量瘤质量、脾脏质量、胸腺质量，计算抑瘤率、脾指数、胸腺指数。流式细胞技术检测小鼠脾脏 MDSCs 表达水平，酶联免疫吸附（ELISA）法检测小鼠外周血白细胞介素（IL）-6，转化生长因子-β（TGF-β）表达水平。结论：消岩汤可以协同化疗药物抑制肿瘤生长，下调免疫负向调节因子 IL-6、TGF-β 水平，抑制 MDSCs 扩增，可能从重塑肿瘤免疫微环境角度发挥作用。

【出处】第一作者：王晓群；期刊：天津中医药杂志；年份：2020 年 9 月

（六）《Analysis of differential metabolites in lung cancer patientsbased on metabolomics and bioinformatics》（《基于代谢组学和生物信息学的肺癌患者差异代谢物分析》）

【摘要】目的：基于代谢组学，分析肺癌患者的代谢标志物，结合生物信息学，探索潜在的疾病机制。材料和方法：基于病例对照设计，使用 UPLC-Q-TOF/MS 在发现和验证装置中检测尿液代谢物。进行多因素统计分析以确定肺癌的潜在标志物。构建网络分析，将肺癌疾病靶点与上述代谢标志物进行整合，并阐明其可能的机制和生物学意义。结果：共鉴定出 35 个潜在标记物，其中 11 个重叠。5 个关键标志物与血清生化指标呈良好的线性相关性。结果：共鉴定出 35 个潜在标记物，其中 11 个重叠。5 个关键标志物与血清生化指标呈良好的线性相关性。结论：肺癌的发生发展与 D-谷氨酰胺和

D-谷氨酸代谢紊乱、氨基酸失衡密切相关。该检测已在中国临床试验注册中心（www. chictr. org. cn/index. aspx）注册，注册号为 ChiC-TR1900025543。

【出处】第一作者：赵辰辰；期刊：Future Oncology；年份：2020 年 6 月

（七）《Low expression of RGL4 is associated with a poor prognosis and immune infiltration in lung adenocarcinoma patients》（《RGL4 低表达与肺腺癌患者预后不良和免疫浸润有关》）

【摘要】肺腺癌（LUAD）是一种经常被诊断为组织学亚型，发病率和死亡率都在增加。RalGDS-Like 4（RGL4）尚未报告与癌症风险、预后、免疫疗法或任何其他治疗相关。我们对从癌症基因组图谱（TCGA）-LUAD 下载的数据进行生物信息学分析，发现 RGL4 的低表达伴随着 LUAD 患者的预后且预后较差。作为一种有前途的预测因子，RGL4 对总生存期的潜在影响和机制值得探索。此外，RGL4 表达与多种肿瘤浸润免疫细胞（TIIC）显著相关，尤其是记忆 B 细胞、CD_8^+T 细胞和中性粒细胞。随后，我们评估了最显著的 KEGG 通路，包括糖酵解、糖异生、P53 信号通路、RNA 降解和 B 细胞受体信号通路等。研究结果表明 RGL4 表达的降低与 LUAD 患者的不良预后和免疫细胞浸润显著相关，并强调了 RGL4 可作为 LUAD 和其他癌症预后的新型预测生物标志物使用。RGL4 也可以与免疫检查点结合使用，以评估免疫疗法的益处。

【出处】第一作者：孙一丹；期刊：International immunopharma-cology；年份：2020 年 6 月

（八）《消岩汤逆转肺癌顺铂耐药的机制研究》

【摘要】目的：探讨消岩汤逆转肺癌顺铂（DDP）耐药的可能机制。方法：MTT 检测细胞增殖情况，划痕实验检测细胞侵袭能力；siRNA 转染细胞获取稳定低表达基因的细胞株；实时荧光定量 PCR（qRT-PCR）和 Werstern blotting 检测 mRNA 和蛋白表达水平的变化。结论：消岩汤可能通过影响 Beclin1-YAP1 分子通路进而改变肺癌细胞对 DDP 的敏感性。

【出处】第一作者：刘宏根；期刊：中草药；年份：2020 年 5 月

（九）《Anticancer effects of curcumin on nude mice bearing lung cancer A549 cell subsets SP and NSP cells》（《姜黄素对携带肺癌的裸鼠 A549 细胞亚群 SP 和 NSP 细胞的抗癌作用》）

【摘要】姜黄素是从姜黄的根中提取的关键多酚姜黄素类化合物（姜黄根是一种常用的治疗癌症的中草药）。本研究的目的是探讨姜黄素对接种肺癌 A549 细胞系 SP 细胞亚群和非 SP（NSP）细胞亚群的裸鼠的抑制作用机制。BALB/c 小鼠皮下注射由 1×10^9/L 个细胞（共 0.2mL）组成的 A549 SP 或 NSP 亚群的肿瘤细胞。接种 A549 16 天后，每隔一天腹腔注射姜黄素（100mg/kg，0.2mL），共 8 次。进行了一系列测定以检测姜黄素对以下方面的影响：①肿瘤重量和大小；②通过定量聚合酶链反应检测 Notch 和缺氧诱导因子 1（HIF-1）mRNA 的表达；③免疫组化检测血管内皮生长因子（VEGF）和核因子-κB（NF-κB）。结果表明，姜黄素降低了肿瘤的重量和大小，下调了 Notch 和 HIF-1 mRNA 的表达，抑制了 VEGF 和 NF-κB 的表达。这些结果表明，姜黄素通过调节 VEGF 信号介导的血管生成来抑制肺癌的生长。

【出处】第一作者：李小江；期刊：Oncology Letters；年份：2018 年 11 月

（十）《消岩汤对肺癌干细胞 TGF-β/Smad3/MMP-9 信号通路的影响》

【摘要】目的：探讨消岩汤影响非小细胞肺癌转移的可能作用机制。方法：通过 Western blotting 检测方法及定量 PCR（PT-PCR）检测方法检测消岩汤干预下肺癌干细胞中多种炎性蛋白及因子表达的变化，探索消岩汤影响非小细胞肺癌转移的可能作用机制。结论：消岩汤主要通过抑制肺癌炎性微环境中的 TGF-β/Smad3 信号通路的传导来影响非小细胞肺癌的转移。

【出处】第一作者：李小江；期刊：中草药杂志；年份：2018 年 3 月

（十一）《消岩汤对肺癌 A549 细胞及肺癌干细胞迁移及侵袭的影响》

【摘要】目的：探讨消岩汤对非小细胞肺癌转移的作用机制。方法：通过划痕实验，观察消岩汤对肺腺癌 A549 细胞的迁移能力的影响；通过侵袭实验，观察消岩汤对肺癌干细胞（SP 细胞）侵袭能力的影响。结论：消岩汤可有效抑制肺腺癌 A549 细胞的迁移及 SP 细胞的侵袭。

【出处】第一作者：李小江；期刊：中草药杂志；年份：2018 年 2 月

（十二）《消岩汤对耐顺铂人肺腺癌 A549/DDP 细胞多药耐药相关蛋白的调控作用》

【摘要】目的：探讨消岩汤含药血清对耐顺铂人肺腺癌 A549/DDP 细胞多药耐药相关蛋白 1（MRP1）、肺耐药蛋白（LRP）及其 m RNA 表达水平的影响，发现消岩汤对化疗耐药的作用靶点，为肺癌化疗耐药的临床治疗提供理论基础。方法：A549 裸鼠皮下移植瘤模型腹腔注射给予：等量生理盐水，2mg/kg 顺铂，消岩汤低、高剂量（20、40g/kg）获得含药血清。选择耐顺铂人肺腺癌 A549/DDP 细胞系作为获得性耐药模型，采用 Western blotting 免疫印迹法及 RT-PCR 技术，检测各组含药血清作用下 A549/DDP 细胞多药耐药基因 MRP1、LRP 及其产物 MRP1、LRP 蛋白的表达水平。结论：不同浓度的消岩汤含药血清对 MRP1、LRP 及其 mRNA 表达均具有不同程度的抑制作用，且浓度越高，抑制作用越明显，即与剂量呈正相关，揭示消岩汤逆转肺癌耐药可能与抑制 MRP1 和 LRP 蛋白功能有关。

【出处】第一作者：张莹；期刊：中草药杂志；年份：2017 年 7 月

（十三）《消岩汤对肺腺癌 A549 实体荷瘤小鼠肿瘤细胞凋亡干预机制的研究》

【摘要】目的：分析消岩汤干预下 Survivin siRNA 对肺腺癌 A549 实体荷瘤小鼠肿瘤细胞凋亡的影响。方法：以人肺腺癌 A549 实体移植瘤裸鼠模型为研究对象，将消岩汤含药血清及 siRNA 转染后的 A549 细胞分别进行瘤内注射，通过流式细胞术观察小鼠体内细胞凋亡情况；免疫细胞化学法检测 Survivin 蛋白表达。结论：消岩汤联合

Survivin siRNA 可协同增强诱导细胞凋亡作用。

【出处】第一作者：张欣；期刊：中草药杂志；年份：2017 年
6 月

（十四）《消岩汤对 Lewis 肺癌小鼠化疗后骨髓抑制的影响》

【摘要】目的：通过荷瘤动物实验，从外周血血细胞比例、免疫细胞亚型及细胞因子相关指标等方面研究消岩汤对骨髓抑制的影响。方法：Lewis 肺癌细胞接种小鼠，荷瘤小鼠腹腔注射环磷酰胺（CTX）100mg/（kg·d），连续 3 天，制备荷瘤小鼠化疗后骨髓抑制模型。成模小鼠随机分为模型组、消岩汤组、吉粒芬组、消岩汤与吉粒芬联用组（联用组），每组 10 只，另取正常小鼠 10 只为对照组，消岩汤组消岩汤水煎液 18.2g/（kg·d），灌胃分 2 次给药，连用 7 天，吉粒芬组皮下注射吉粒芬 12μg/kg，连用 7 天，联用组为两药合用。观察各组小鼠一般血常规、外周血免疫细胞亚群、血清中白细胞介素-3（IL-3）、白细胞介素-6（IL-6）、促红细胞生成素（EPO）、粒细胞巨噬细胞刺激因子（GM-CSF）的变化。结论：消岩汤能改善化疗后骨髓抑制小鼠的外周血象，以及 T 细胞亚群的免疫功能，改善化疗后骨髓抑制程度，且消岩汤与吉粒芬联用效果更佳，其机制可能与促进小鼠血清造血因子 IL-3、IL-6、EPO、GM-CSF 的生成，从而缓解化疗导致的骨髓抑制程度有关。

【出处】第一作者：杨佩颖；期刊：中草药杂志；年份：2016年 5 月

（十五）《消岩汤对肺癌恶病质小鼠肌肉蛋白质降解的影响》

【摘要】目的：探讨消岩汤治疗肺癌恶病质的可能作用机制。方法：将 40 只小鼠随机分为健康组、模型组、消岩汤组、醋酸甲地孕酮组，每组 10 只。除健康组外，其余各组通过接种肿瘤细胞建立肺癌恶病质模型。造模成功后模型组小鼠每日灌服生理盐水 1mL，消岩汤组每日灌服消岩汤 0.42g，醋酸甲地孕酮组每日灌服醋酸甲地孕酮 3.75mg/d，均给药 14 天。测定腓肠肌重量，血清肿瘤坏死因子 α（TNF-α）、白细胞介素 6（IL-6）含量及肌肉萎缩盒 F 基因（MAF-bx）和肌肉环状指基因 1（MURF-1）mRNA 表达。结论：消岩汤可能通过减少炎症细胞因子产生，抑制 MAFbx 和 MURF-1 基因表达，改善肺癌恶病质肌肉蛋白质降解，从而改善肺癌恶病质状态。

【出处】第一作者：张蕴超；期刊：中医杂志；年份：2016 年 5 月

（十六）《Evodiamine suppresses the progression of non-small cell lung carcinoma via endoplasmic reticulum stress-mediated apoptosis pathway in vivo and in vitro》（《吴茱萸碱在体内和体外通过内质网应激介导的细胞凋亡途径抑制非小细胞肺癌的进展》）

【摘要】背景：吴茱萸碱（EVO）是从芸香芸蓁（Juss.）中分离出的主要成分之一。最近的研究表明，EVO 具有抗癌作用。然而，EVO 影响癌症的药理学机制仍然知之甚少。目的：本研究重点探讨 EVO 在人非小细胞肺癌（NSCLC）中的抗癌作用，特别是探讨 EVO 是否通过调节内质网应激（ERS）介导的细胞凋亡途径起作用。材料和方法：采用 Lewis 肺癌（LLC）荷瘤小鼠模型腹腔注射低剂量 EVO（5mg/kg）和高剂量 EVO（10mg/kg）治疗 14 天。评估 EVO 对肿瘤生长、细胞凋亡和 ERS 的影响。此外，NSCLC A549 和 LLC

细胞在体外用 EVO 处理。研究了 EVO 对细胞增殖、细胞凋亡和 ERS 的影响。最后，使用 ERS 抑制剂 4-苯基丁酸（4-PBA）验证 EVO 是否通过调节 ERS 诱导 NSCLC 细胞凋亡。结果：EVO 治疗显著抑制了 LLC 荷瘤小鼠的肿瘤生长。H&E 染色表明 EVO 处理减少了肿瘤细胞数量和核质比。免疫染色显示 EVO 处理显著降低 Ki-67 的表达。TUNEL 染色显示 EVO 诱导肿瘤凋亡。同样，EVO 治疗上调了细胞凋亡相关基因和蛋白质的表达，并增加了肿瘤中 ERS 通路的激活。此外，EVO 抑制 A549 和 LLC 细胞的细胞增殖并增加细胞凋亡率。EVO 还增加了与 ERS 介导的体外细胞凋亡途径相关的基因和蛋白质的表达水平。EVO 对细胞凋亡的影响被 4-PBA 处理消除。结论：研究表明，EVO 通过调节 ERS 介导的细胞凋亡途径来抑制 NSCLC 的进展。

【出处】第一作者：李玉婷；期刊：International Journal of Immunopathology and Pharmacology；年份：2022 年 6 月

四、综述类

（一）《Therapeutic role of EGFR-Tyrosine kinase inhibitors in non-small cell lung cancer with leptomeningeal metastasis》（《EGFR-酪氨酸激酶抑制剂在软脑膜转移的非小细胞肺癌中的治疗作用》）

【摘要】软脑膜转移（LM）是一种严重的并发症，对于具有表皮生长因子受体（EGFR）突变的晚期非小细胞肺癌（NSCLC）患者来说，进展迅速且预后不良。目前的 LM 疗法不一致且无效，放疗、化疗和手术等已有疗法仍然达不到预期结果。然而，EGFR 酪氨酸激酶抑制剂（TKIs）表现出强大的抗肿瘤活性，对具有 EGFR 突变的

NSCLC 患者具有巨大应用前景。因此，评估 EGFR-TKI 治疗这些中枢神经系统（CNS）问题的有效性至关重要。本综述整合了目前关于 EGFR-TKI 颅内疗效的文献，探讨了已获批的 EGFR-TKIs 对 LM 患者的不同影响，以及其他正在开发的 EGFR-TKIs 所呈现的治疗可能性。为了确定最佳的临床治疗策略，需要进一步探索 EGFR-TKIs 的最佳测序及 EGFR-TKIs 初始治疗失败后替代治疗方案的选择。

【出处】第一作者：贾彩燕；期刊：Translational Oncology；年份：2023 年 11 月

（二）《Immune checkpoint inhibitors for RET fusion non-small cell lung cancer：hopes and challenges》（《免疫检查点抑制剂治疗 RET 融合非小细胞肺癌：希望与挑战》）

【摘要】免疫抑制剂（ICI）是治疗晚期非小细胞肺癌（NSCLC）的一个里程碑。然而，在大多数评估抗程序性死亡受体-1/程序性死亡配体 1 的研究中，具有已知致癌驱动因素的 NSCLC 一直被忽视。在转换过程中，1%～2% 的 NSCLC 患者被鉴定出原癌基因（RET）基因融合。最近，两种选择性 RET 抑制剂 selpercatinib 和 pralsetinib 显示出较好的疗效和良好的耐受性。相比之下，ICIs 在 RET 融合 NSCLC 中的活性尚未得到很好的证实。本文分析了 ICIs 的临床数据，并讨论了在 RET 融合 NSCLC 患者中引入 ICIs 的合适时机。最后，我们提出了在即将到来的联合免疫治疗时代提高 ICIs 治疗 RET 融合 NSCLC 患者疗效的策略。

【出处】第一作者：赵璐；期刊：Anti-cancer Drugs；年份：2023 年 10 月

（三）《Application of organoids in precision immunotherapy of lung cancer》（《类器官在肺癌精准免疫治疗中的应用》）

【摘要】在免疫疗法中，免疫系统被调节以治疗癌症。传统的二维体外模型和体内动物模型不足以模拟原始肿瘤中的复杂肿瘤微环境（TME）。由于肿瘤免疫治疗涉及免疫系统，因此需要额外的肿瘤模拟模型，例如患者来源的类器官，以评估免疫治疗的疗效。此外，TME 中的非肿瘤成分和宿主肿瘤细胞可能相互作用，促进癌症的发病率、进展、耐药性和转移。通过保留内源性基质成分（例如，多种免疫细胞类型）、提供癌症相关成纤维细胞和外源性免疫细胞、构建肿瘤脉管系统以及添加其他模拟 TME 的生物或化学成分，可以生成肺癌类器官模型。因此，肺癌类器官培养平台可以通过模拟免疫治疗反应来促进肺癌免疫治疗药物的临床前测试。本文综述了目前肺癌类器官培养方法在 TME 建模中的应用，并讨论了肺癌类器官在肺癌免疫治疗和个体化癌症免疫治疗中的应用。

【出处】第一作者：田汇川；期刊：Oncology Letters；年份：2023 年 9 月

（四）《Traditional Chinese medicines for non-small cell lung cancer：Therapies and mechanisms》（《非小细胞肺癌的中药治疗与机制》）

【摘要】肺癌最常见的亚型是非小细胞肺癌（NSCLC），其预后不良，严重威胁人类健康。多学科综合治疗模式逐渐成为 NSCLC 治疗的主流。中药（TCM）既可以作为辅助治疗，也可以在整个 NSCLC 治疗过程中单独使用，对生存率、生活质量和降低毒性有重大影响。因此，本文综述了中医药治疗的理论基础、最新临床应用和联合治疗机制，以探讨中医药治疗的优势阶段和协同治疗机制。

【出处】第一作者：孔凡铭；期刊：Chinese Herbal Medicines；年份：2023 年 9 月

（五）《RGN as a prognostic biomarker with immune infiltration and ceRNA in lung squamous cell carcinoma》（《RGN 作为肺鳞状细胞癌中免疫浸润和 ceRNA 预后的生物标志物》）

【摘要】Regucalcin（RGN）是一种有效的钙信号传导抑制蛋白，在多种组织中表达。然而，RGN 在肺鳞状细胞癌（LUSC）肿瘤免疫微环境中的作用尚不清楚。本研究从公共数据库和临床标本的免疫组化中鉴定了 RGN 的表达。通过 ESTIMATE 和 CIBERSORT 算法在 LUSC 中研究了 RGN 与肿瘤免疫微环境（TIME）之间的关联。同样，肿瘤免疫估计资源（TIMER）数据库用于确定 RGN 与免疫细胞之间的相关性。ceRNA 网络是基于从公共数据库获得的数据建立的。最后，预测药物对化疗和免疫治疗的反应，以评估临床意义。本研究发现，RGN 表达在肿瘤组织中显著下调，与 LUSC 患者的临床因素和预后密切相关。按 RGN 表达分组的差异表达基因（DEGs）主要参与体液免疫应答和白细胞介导的免疫等免疫生物学过程。RGN 及其相关的 miRNA（has-miR-203a-3p）和 lncRNA（ZNF876P 和 PSMG3-AS1）构建了新的预后相关 ceRNA 网络。浆细胞、静息 CD4 记忆 T 细胞、巨噬细胞 M0、巨噬细胞 M1、静息肥大细胞、活化的肥大细胞和中性粒细胞在高和低 RGN 表达组之间表现出显著不同的浸润水平。TIMER 数据库显示，RGN 表达与某些免疫浸润细胞呈正相关。与低 RGN 表达组相比，高 RGN 表达组表现出更高的 TIDE 评分、更高的功能障碍评分和更低的 MSI 评分，在接受免疫治疗后可能表现出更低的疗效。RGN 表达与 LUSC 患者预后密切相关，在肿瘤微环境中发挥重要作用。这表明 RGN 可能是一种很有前途的生物标志物，用于评估免疫治疗的疗效和预后。

【出处】第一作者：廖洋；期刊：Scientific Reports；年份：2023年 5 月

（六）《Advances in immune checkpoint inhibitors therapy for small cell lung cancer》（《免疫检查点抑制剂治疗小细胞肺癌的研究进展》）

【摘要】背景：作为最具侵袭性的神经内分泌肿瘤之一，小细胞肺癌（SCLC）的预后在所有肺癌中最差。尽管 SCLC 对初始化疗反应良好，但大多数患者在一年内出现疾病复发，患者生存率低。自免疫治疗之路开始以来，ICIs 在 SCLC 中的应用仍需探索，因为这一领域的研究打破了 SCLC 长达 30 年的治疗僵局。方法：检索 PubMed、Web of Science、Embase 等检索词 "SCLC" "ES-SCLC" "ICIs" "ICBs" 等，对获得的相关文献进行分类和总结，汇总 ICIs 在 SCLC 应用的最新进展。结果：我们列出了 14 项关于 ICIs 的临床试验，包括 8 项关于一线 SCLC 治疗的临床试验，2 项关于二线 SCLC 治疗的临床试验，3 项关于三线 SCLC 治疗的临床试验，1 项关于 SCLC 维持治疗的临床试验。结论：ICI 联合化疗可改善 SCLC 患者 OS，但 SCLC 患者从 ICIs 中的获益程度有限，ICIs 的联合治疗策略仍有待不断探索。

【出处】第一作者：李龙辉；期刊：Cancer Medicine；年份：

2023 年 5 月

（七）《Autophagy and Glycometabolic Reprograming in the Malignant Progression of Lung Cancer：A Review》（《**自噬和糖代谢重编程在肺癌恶性进展中的应用进展**》）

【摘要】肺癌是全球癌症相关死亡的主要原因之一。然而，目前晚期肺癌患者可以广泛使用的治疗选择有限，需要进一步的研究来更有效地抑制或逆转疾病进展。在肺癌和其他实体瘤癌症中，自噬和糖代谢重编程是恶性发展的关键调节因子，包括增殖、耐药、侵袭和转移。为了给靶向自噬和糖代谢重编程预防肺癌的治疗策略提供理论依据，本文基于其他实体瘤的研究进展，综述了自噬和糖代谢在肺癌恶性发展中的调控作用。

【出处】第一作者：李玉婷；期刊：Technology In Cancer Research & Treatment；年份：2023 年 1 月

（八）《**抗体偶联药物在晚期非小细胞肺癌中的研究进展**》

【摘要】肺癌是全球发病率和死亡率最高的恶性肿瘤之一，非小细胞肺癌（non-small cell lung cancer，NSCLC）是肺癌重要的病理类型之一，且晚期患者预后较差，内科治疗仍是其主要治疗手段。抗体偶联药物（antibody-drug conjugates，ADCs）是一类非常有潜力的新型抗肿瘤药物，由单克隆抗体和小分子细胞毒药物通过连接子偶联而成，在肺癌等实体瘤中应用前景广阔。本文对现阶段 ADCs 在晚期 NSCLC 中的作用机制和研究进展进行综述。

【出处】第一作者：王娜；期刊：中国肺癌杂志；年份：2022 年 3 月

（九）《Research Progress on RET Fusion in Non-Small-Cell Lung Cancer》（《RET 融合非小细胞肺癌的研究进展》）

【摘要】近年来，驱动基因阳性非小细胞肺癌（NSCLC）的治疗取得了很大进展。0.7%~2%的 NSCLC 发生 RET 融合，与年龄和从不吸烟因素相关。2021 年 NSCLC 治疗指南推荐使用 pralsetinib 和 selpercatinib 治疗 RET 融合 NSCLC。本综述概述 RET 融合 NSCLC 治疗的研究进展，确定了当前的挑战，并描述了改善这些患者前景的建议。

【出处】第一作者：赵璐；期刊：Frontiers in Oncology；年份：2022 年 5 月

（十）《消岩汤治疗非小细胞肺癌临床及基础研究进展》

【摘要】近年来，肺癌已成为全球死亡率最高的恶性肿瘤，其中非小细胞肺癌（non-small cell lung cancer，NSCLC）占所有肺癌的 85%左右，目前 NSCLC 的临床疗效仍不甚理想。贾英杰教授提出本病"黜浊培本"的中医治则，并拟定消岩汤，临床疗效确切，单独应用于 NSCLC 或配合放化疗等抗肿瘤治疗，可有效延长无进展生存期、提高生存质量，具有较好的临床获益，是治疗非小细胞肺癌良好的辅助用药。基础研究进一步证实消岩汤能够通过不同机制有效抑制肺癌细胞增殖、迁移以及侵袭，诱导肺癌细胞凋亡，逆转多药耐药，重塑肿瘤免疫微环境，改善肺癌小鼠恶病质状态，且能有效改善荷瘤小鼠化疗引起的毒副反应。将消岩汤治疗 NSCLC 相关临床及基础研究的研究进展进行综述。

【出处】第一作者：赵林林；期刊：中草药杂志；年份：2022 年 1 月

（十一）《外泌体非编码 RNA 在非小细胞肺癌获得性耐药中的研究进展》

【摘要】非小细胞肺癌（non-small cell lung cancer, NSCLC）是肺癌中最常见的类型，对化疗及靶向药物的获得性耐药严重影响 NSCLC 患者的生存期。NSCLC 获得性耐药机制复杂，确切机制仍不清楚。肿瘤来源或与肿瘤相关的外泌体是参与调控 NSCLC 获得性耐药的重要机制，可以通过传递核酸、蛋白质等赋予敏感细胞耐药性。本综述主要介绍近年来外泌体非编码 RNA（noncoding RNA, ncRNA）在 NSCLC 获得性耐药中的研究进展。

【出处】第一作者：赵林林；期刊：中国肿瘤临床；年份：2022年1月

（十二）《Non-Small Cell Lung Cancer：Challenge and Improvement of Immune Drug Resistance》（《非小细胞肺癌：免疫耐药性的挑战和进展》）

【摘要】肺癌是世界上癌症死亡的主要原因。目前，免疫疗法在肺癌治疗方面取得了重大突破。多种免疫检查点抑制剂已应用于临床实践，包括靶向程序性细胞死亡受体-1、程序性细胞死亡配体 1 和细胞毒性 T 淋巴细胞抗原 4 的抗体。然而，在实际的临床过程中，30%~50% 的患者仍然没有长期获益。异常抗原呈递、功能基因突变、肿瘤微环境等因素可导致原发性或继发性耐药。本文综述了免疫检查点抑制剂耐药的免疫机制、各种组合策略，以及生物标志物的预测，以期精准筛选出优势人群，扩大受益人群，实现精准个体化用药。

【出处】第一作者：孔凡铭；期刊：Frontiers in Oncology；年份：2021 年 8 月

（易丹　梁阳月盈）

附录二　肺癌相关古籍文献集锦

一、春秋战国至秦汉时期

（一）《难经》（战国）

"肺之积，名曰息贲，在右胁下，覆大如杯。久不已，令人洒淅寒热，喘咳，发肺壅。"（《难经·五十四难》）

"积者，阴气也；聚者，阳气也。故阴沉而伏，阳浮而动。气之所积，名曰积；气之所聚，名曰聚。故积者，五脏所生；聚者，六腑所成也。积者，阴气也，其始发有常处，其痛不离其部，上下有所终始，左右有所穷处；聚者，阳气也，其始发无根本，上下无所留止，其痛无常处，谓之聚。故以是别知积聚也。"（《难经·五十五难》）

（二）《黄帝内经》（西汉）

"二阳之病发心脾，有不得隐曲，女子不月，其传为风消，其传为息贲者，死不治。"（《素问·阴阳别论》）

"白脉之至也，喘而浮，上虚下实，惊，有积气在胸中，喘而虚，名曰肺痹，寒热，得之醉而使内也。"（《素问·五脏生成》）

"大骨枯槁，大肉陷下，胸中气满，喘息不便，内痛引肩项，身热脱肉破䐃。"（《素问·玉机真藏论》）

"肺脉急甚，为癫疾；微急，为肺寒热，怠惰、咳唾血、引腰背胸，若鼻息肉不通。"（《灵枢·邪气脏腑病形》）

"肺高则上气，肩息，咳；肺下则居贲迫肺，善胁下痛。"（《灵枢·本脏》）

"若内伤于忧怒，则气上逆，气上逆则六俞不通，温气不行，凝血蕴里而不散，津液涩渗，着而不去，而积皆成矣。"（《灵枢·百病始生》）

"黄帝曰：积之始生，至其已成，奈何？岐伯曰：积之始生，得寒乃生，厥乃成积也。"（《灵枢·百病始生》）

"虚邪之入于身也深，寒与热相搏，久留而内着，寒胜其热，则骨疼肉枯；热胜其寒，则烂肉腐肌为脓，内伤骨，内伤骨为骨蚀。"（《灵枢·刺节真邪》）

"四时八风之客于经络之中，为瘤病者也。故为之治针，必筒其身而锋其末，令可以泻热出血，而瘤病竭。"（《灵枢·九针论》）

（三）《五十二病方·疽病方》（西汉）

"疽病，治白敛、黄芪、芍药、桂、姜、椒、茱萸，凡七物。骨疽倍白敛，肉疽倍黄芪，肾疽倍芍药，其余各一。"

（四）《说文解字》（东汉·许慎）

"嵒，山巖也。从山、品。"

"瘤，肿也。从疒。"

（五）《通俗文》（东汉·服虔）

"肉凸为瘤。"

（六）《神农本草经·序录》（东汉）

"药有酸、咸、甘、苦、辛五味，又有寒、热、温、凉四气，及有毒、无毒……欲疗病，先察其原，先候病机……疗寒以热药，疗

热以寒药；饮食不消以吐下药；鬼疰、蛊毒以毒药；痈肿疮瘤以疮
药；风湿以风湿药。"

（七）《金匮要略》（东汉·张仲景）

"热在上焦者，因咳为肺痿。肺痿之病何从得之？师曰：或从汗
出，或从呕吐，或从消渴，小便利数，或从便难，又被快药下利，
重亡津液，故得之。"（《金匮要略·肺痿肺痈咳嗽上气病脉证治第
七》）

"肺死藏，浮之虚，按之弱如葱叶，下无根者，死。""脉来细
而附骨者，乃积也。寸口积在胸中；微出寸口，积在喉中。"（《金
匮要略·五脏风寒积聚病脉证并治第十一》）

"积者，脏病也，终不移；聚者，腑病也，发作有时，展转痛
移，为可治。"（《金匮要略·五脏风寒积聚病脉证并治第十一》）

（八）《中藏经·积聚癥瘕杂虫论第十八》（汉·华佗）

"积聚、癥瘕、杂虫者，皆五脏六腑真气失而邪气并，遂乃生
焉。久之不除也，或积或聚，或癥或瘕，或变为虫，其状各异。有
能害人者，有不能害人者，有为病缓者，有为病速者，有疼者，有
痒者，有生头足者，有如杯块者，势类不同。盖因内外相感，真邪
相犯，气血熏抟，交合而成也。"

"积者，系于脏也。"

二、隋唐时期

（一）《诸病源候论》（隋·巢元方）

"积聚者，由阴阳不和，腑脏虚弱，受于风邪，搏于腑脏之气所
为也。"（《诸病源候论·积聚病诸候》）

"积者阴气，五脏所生，始发不离其部，故上下有所穷已；聚者

阳气，六腑所成，故无根本，上下无所留止，其痛无有常处。诸脏受邪，初未能为积聚，留滞不去，乃成积聚。"（《诸病源候论·积聚病诸候》）

"诊得肺积脉，浮而毛，按之辟易。胁下气逆，背相引痛，少气，善忘，目瞑，皮肤寒，秋愈夏剧。主皮中时痛，如虱缘状，其甚如针刺之状，时痒，色白也。"（《诸病源候论·积聚病诸候》）

"又，积聚之脉，实强者生，沉者死。"（《诸病源候论·积聚病诸候》）

"积聚癥结者，是五脏六腑之气已积聚于内，重因饮食不节，寒温不调，邪气重沓，牢癥盘结者也。若久即成症。"（《诸病源候论·积聚癥结候》）

"积聚成病，蕴结在内，则气行不宣通，气搏于腑脏，故心腹胀满，心腹胀满则烦而闷，尤短气也。"（《诸病源候论·积聚病诸候》）

三、宋金元时期

（一）《严氏济生方·癥瘕积聚门》（宋·严用和）

"人之所不能无者，过则伤乎五脏，逆于四肢，传克不行，乃留结而为五积。故在肝曰肥气，在心曰伏梁，在脾曰痞气，在肺曰息贲，在肾曰奔豚。"

"息贲之状，在右胁下，大如覆杯，喘息奔溢，是为肺积。"

（二）《三因极一病证方论·五积证治》（宋·陈言）

"五积者，五脏之所积，皆脏气不平，遇时相逆而成其病。"

"喜则伤心，心以所胜传肺，遇春肝旺，传克不行，故成肺积，名曰息贲；息贲者，以积气喘息贲溢也。"

(三)《仁斋直指方论·癌》(宋·杨士瀛)

"癌者,上高下深,岩穴之状,颗颗累垂,裂如瞽眼,其中带青,由是簇头各露一舌,毒根深藏,穿孔透里……"

(四)《圣济总录·息积》(宋·赵佶)

"论曰内经谓病胁下满气逆,二三岁不已,病名曰息积,夫消息者,阴阳之更事也。今气聚胁下,息而不消,积而不散,故满逆而为病,然气客于外,不在于胃,故不妨食,特害于气息也,其法不可灸刺,宜为导引服药,药不能独治者,盖导引能行积气,药力亦借导引而行故也。"

(五)《儒门事亲》(金·张从正)

"下之攻病,人亦所恶闻也。然积聚陈莝于中,留结寒热于内,留之则是耶?逐之则是耶?《内经》一书,惟以气血通流为贵。世俗庸工,惟以闭塞为贵。又止知下之为泻,又岂知《内经》之所谓下者,乃所谓补也。陈莝去而肠胃洁,癥瘕尽而荣卫昌。"(《儒门事亲·凡在下者皆可下式十六》)

"五积之状,前贤言之,岂不分明。遍访医门,人人能道。及问治法,不过三棱、广术、干漆、硇砂、陈皮、礞石、巴豆之类。复有不明标本者,又从而补之。岂有病积之人,大邪不出,而可以补之乎。"(《儒门事亲·五积六聚治同郁断二十二》)

(六)《卫生宝鉴·养正积自除》(元·罗天益)

"养正积自除,犹之满座皆君子,纵有一小人,自无容地而出。今令真气实、胃气强、积自消矣。"

(七)《丹溪心法》(元·朱丹溪)

"痞块在中为痰饮,在右为食。积在左为血块。气不能作块成聚,块有形之物也,痰与食积死血而成也。"(《丹溪心法·积聚痞

块》）

"凡人身上中下有块者，多是痰。"（《丹溪心法·痰十三》）

（八）《丹溪治法心要·痰》（元·朱丹溪）

"实脾土，燥脾湿，是治痰之本法也。"

（九）《卫济宝书·痈疽五发》（宋·东轩居士）

"喦疾初发，却无头绪，只是肉热痛，过一七或二七，忽然紫赤微肿，渐不疼痛，迤逦软熟紫赤色，只是不破。"

四、明清时期

（一）《景岳全书》（明·张介宾）

"凡积聚之治，如经之云者，亦既尽矣。然欲总其要，不过四法，曰攻，曰消，曰散，曰补，四者而已。"（《景岳全书·积聚》）

"若积聚下之不退，而元气未亏者，但当以行气开滞等剂，融化而潜消之。"（《景岳全书·积聚》）

"积聚之病，凡饮食、血气、风寒之属，皆能致之。"（《景岳全书·积聚》）

"诸有形者，或以饮食之滞，或以脓血之留，凡汁沫凝聚，旋成癥块者，皆积之类，其病多在血分，血有形而静也。诸无形者，或胀或不胀，或痛或不痛，凡随触随发，时来时往者，皆聚之类，其病多在气分，气无形而动也。"（《景岳全书·积聚》）

（二）《医宗必读·积聚》（明·李中梓）

"积之成也，正气不足，而后邪气踞之。"

（三）《杂病源流犀烛·积聚癥瘕痃癖痞源流》（清·沈金鳌）

"邪积胸中，阻塞气道，气不宣通，为痰，为食，为血，皆得与正相搏，邪既胜，正不得而制之，遂结成形而有块。"

（四）《四圣心源·积聚根原》（清·黄元御）

"积聚者，气血之凝瘀也。血积为癥，气积为瘕。"

"癥瘕之病，多见寒热。以气血积聚，阳不外达，故内郁而发热；阴不内敛，故外束而恶寒。"

"血性温暖而左升，至右降于金水，则化而为清凉。血之左积者，木之不温也；血之右积者，金之不凉也。气性清凉而右降，至左升于木火，则化为温暖。气之右聚者，金之不清也；气之左聚者，木之不暖也。而溯其原本，总原于土，己土不升，则木陷而血积；戊土不降，则金逆而气聚。"

"气聚者，血无有不积，血积者，气无有不聚，但有微甚之分耳。"

（五）《临证指南医案·积聚》（清·叶天士）

"积聚者，就其肓膜结聚之处，以经脉所过部分，属脏者为阴，阴主静，静则坚而不移，属腑者为阳，阳主动，动则移而不定。"

"是为阴邪聚络，大旨以辛温入血络治之。"

"盖阴主静，不移即主静之根，所以为阴也。可容不移之阴邪者，自必无阳动之气以旋运之，而必有阴静之血以倚伏之，所以必藉体阴用阳之品，方能入阴出阳，以施其辛散温通之力也。"

（六）《医林改错·积块》（清·王清任）

"气无形不能结块，结块者，必有形之血也，血受寒，则凝结成块；血受热，则煎熬成块。"

（七）《虚损启微·虚损危候》（清·洪缉庵）

"劳嗽，喑哑，声不能出，或喘急气促者，此肺脏之败也，必死。"

（易丹　梁阳月盈）